Hippocrate

Prénotions de Cos

Traité

 Le code de la propriété intellectuelle du 1er juillet 1992 interdit en effet expressément la photocopie à usage collectif sans autorisation des ayants droit. Or, cette pratique s'est généralisée dans les établissements d'enseignement supérieur, provoquant une baisse brutale des achats de livres et de revues, au point que la possibilité même pour les auteurs de créer des œuvres nouvelles et de les faire éditer correctement est aujourd'hui menacée. En application de la loi du 11 mars 1957, il est interdit de reproduire intégralement ou partiellement le présent ouvrage, sur quelque support que ce soir, sans autorisation de l'Éditeur ou du Centre Français d'Exploitation du Droit de Copie , 20, rue Grands Augustins, 75006 Paris.

ISBN : 978-1718607644

10 9 8 7 6 5 4 3 2 1

Hippocrate

Prénotions
de Cos

Traité

Table de Matières

INTRODUCTION	7
CHAPITRE PREMIER.	20
CHAPITRE II.	33
CHAPITRE III.	35
CHAPITRE IV.	37
CHAPITRE V.	38
CHAPITRE VI.	39
CHAPITRE VII.	40
CHAPITRE VIII.	41
CHAPITRE IX.	43
CHAPITRE X.	44
CHAPITRE XI.	44
CHAPITRE XII.	46
CHAPITRE XIII.	49
CHAPITRE XIV.	51
CHAPITRE XV.	53
CHAPITRE XVI.	55
CHAPITRE XVII.	57
CHAPITRE XVIII.	64
CHAPITRE XIX.	66
CHAPITRE XX.	67
CHAPITRE XXI.	67
CHAPITRE XXII.	68
CHAPITRE XXIII.	68
CHAPITRE XXIV	69
CHAPITRE XXV.	70
CHAPITRE XXVI.	71
CHAPITRE XXVII.	73
CHAPITRE XXVIII.	74
CHAPITRE XXIX.	77
CHAPITRE XXX.	79
CHAPITRE XXXI,	83

INTRODUCTION

PLUS j'examine les Prénotions de Cos, moins je suis porté à les regarder comme antérieures au Pronostic, et comme la source principale de ce traité que MM Pruys Van der Hoeven (01) et Ermerins (02) appellent un Commentaire sur les Prénotions. J'ose à peine soutenir une pareille opinion devant l'opinion contraire formellement professée par ces deux érudits et par MM. Houdart et Littré, dont l'autorité a une si grande valeur dans la question qui m'occupe ; j'exposerai simplement mes objections et ce sera déjà beaucoup pour moi, si je fais naître quelques doutes dans leur esprit, et si je ramène leur attention sur un point si intéressant à tous égards.

Je rappellerai d'abord ce que je disais à la fin de l'introduction au Pronostic, à savoir, que ce traité me semble le fruit d'une pensée systématique et tout originale, qu'il est le résumé d'une conception dogmatique, laquelle représente une école tout entière, et qu'en conséquence il ne saurait, à mon avis du moins, avoir été composé de morceaux empruntés aux Coaques, cousus ensemble par quelques phrases servant de transition, et entremêlés d'observations particulières.

Je ferai remarquer, en second lieu, que les Coaques renferment un grand nombre d'observations très importantes qui n'ont point passé dans le Pronostic : or, si l'auteur de ce traité avait travaillé d'après les Coaques, il n'eût pas manqué de profiter de ces observations, dont un grand nombre rentrait parfaitement dans son cadre, même parmi celles qui sont empruntées au premier livre des Prorrhétiques. Ainsi quand on ne considérerait dans les Coaques que ce dernier traité, il serait déjà difficile de concevoir comment il n'a pas été reproduit en partie dans le Pronostic avec les modifications nécessaires; mais il faut se rappeler, et les critiques ne se sont pas assez arrêtés sur ce point, que les Coaques ont des rapports intimes et très fréquents avec d'autres écrits de la collection hippocratique, avec les traités des Maladies, des Maladies des femmes, des Plaies de tête, etc. En présence de ce fait, il faudrait admettre, ou que les écrits que je viens de citer sont en partie tirés des Coaques, ce qui n'est jamais venu à la pensée de personne, ou bien, ce qui n'est guère plus admissible, que le livre des Prénotions est une compilation dans tout ce qu'il a de commun avec les ouvrages que je viens de nommer, et que c'est une œuvre originale dans sa partie la plus importante, celle qui lui est commune avec le Pronostic. Il me semble beaucoup plus naturel de regarder le livre des Coaques comme une compilation dans sa presque totalité et de n'y admettre comme originales , qu'un certain nombre d'observations peut-être propres à l'auteur, dont on ne peut pas retrouver la source et qui sont, du reste, presque toutes des corollaires de celles dont l'origine est connue.

J'arrive à une objection très spécieuse qui a été émise pour la première fois par Costéi dans sa lettre sur l'Examen de Mercuriali et à laquelle M. Littré attache la plus haute importance (p. 244 et 350 de son Introd.) ; c'est que les Prénotions (toujours comparées au Pronostic) sont des notes où la rédaction manque, et que de notes décousues on peut très bien faire un livre, mais que d'un livre où tout se tient, on le style a reçu l'élaboration nécessaire, on ne saurait faire une série de notes décousues. Cette objection a, selon moi, un grave inconvénient, c'est qu'elle porte à faux aussi bien pour la disposition de l'ensemble que pour celle des détails. Certainement les Coaques ne présentent pas un ordre aussi parfait que nos traités modernes ; mais si, se plaçant au point de vue de la médecine ancienne et surtout de la médecine pronostique de l'école de Cos, on parcourt rapidement la suite des Prénotions, on se convaincra aisément que les matières y sont disposées dans un ordre aussi régulier que l'état de la science d'alors le permettait. On trouve d'abord un certain nombre de grandes divisions, que j'ai fait ressortir à l'aide de titres séparés ; ces divisions se suivent assez régulièrement ; elles représentent à la fois la somme des connaissances médicales du temps et le système nosologique qui servait à les Coordonner. Si l'on pousse ensuite l'examen un peu plus loin, on reconnaît que, dans chacune de ces grandes divisions, les sentences ne sont pas jetées tout à fait au hasard et sans aucun enchaînement. Je n'ai à m'occuper ici que de l'ordre suivant lequel ont été rangés dans le livre des Prénotions les diverses sentences correspondantes aux propositions du Pronostic, et il me suffira d'un exemple que je prends au hasard pour décider ce point de critique.

Les paragraphes 14, 15, 16, 17, 18 du Pronostic, où il est traité de tout ce qui regarde les maladies de poitrine, ont été reproduits dans les Coaques en dix sentences qui se trouvent toutes réunies dans le chapitre XVII et XVIII. Voici une esquisse du plan suivant lequel les divers sujets ont été disposés dans les deux ouvrages :

14. Signes tirés de l'injection des crachats ; - de l'éternuement ; - du coryza dans les maladies de poitrine ; - autres considérations sur la valeur pronostique, des crachats.

15. Des douleurs rebelles de côté ; - suite des considérations sur les crachats ; - exposition des signes bons et mauvais qui peuvent accompagner l'empyème.

10. Détermination de l'époque à laquelle les empyèmes se forment ; - diagnostic local de l'empyème.

17. Diagnostic général ; -détermination de l'époque à laquelle les empyèmes s'ouvrent a l'extérieur ; - pronostics généraux de l'issue de cette maladie.

18. Des dépôts dans les affections de poitrine. - Pronostics généraux de l'empyème ; ouverture des empyèmes par le fer ou par le feu ; - qualité du pus qui s'échappe.

Sent. 390, 391, reproduction du § 14 ; - sauf la digression sur l'éternuement et le coryza, qui occupe dans le Pronostic une place tout à fait irrégulière.

Sent. 392, suite des considérations sur les crachats.

Sent. 393, exposition abrégée des bons et des mauvais signes.

Sent. 394, des douleurs rebelles de côté ; - dans le Pronostic ce paragraphe est encore irrégulièrement placé.

Sent. 395, 396, reproduction abrégée du § 18.

Sent. 399 , de l'éternuement et du coryza dans les maladies de poitrine.

La Sent. 402 renferme les §§ 10 et 17. Les matières sont mieux disposées que dans le Pronostic ; - diagnostic général ; détermination de l'époque à laquelle les empyèmes se fomentent s'ouvrent à l'extérieur ; - Pronostics généraux sur l'issue de cette maladie (voy. aussi Sent. 431) ; - ce qui, dans le Pronostic, est dit du diagnostic local, ne se retrouve dans les Coaques qu'à la 428ᵉ Sent.

Comme j'aurais absolument les mêmes remarques à faire pour

ce qui me reste d'examiner, et en particulier pour ce qui regarde la distribution des sentences où il est parlé des signes fournis par le visage, par les sueurs, par les urines, par le sommeil, par la respiration, par l'état des hypocondres, etc., je ne pousserai pas plus loin cet examen, que chacun pourra achever comme je l'ai commencé avec la plus grande exactitude possible.

Ces rapports et ces différences ressortiraient bien mieux encore, et les conclusions que j'en tire seraient bien plus évidentes si j'avais pu mettre en regard le Pronostic et les sentences correspondantes des Coaques. M. Ermerins a exécuté ce rapprochement, qui l'a conduit à un résultat tout opposé à celui auquel je suis arrivé par la même voie. Je me contente de renvoyer à ce travail ; les lecteurs jugeront de quel côté sont les apparences de la vérité, car en pareille matière on ne saurait arriver à une certitude absolue.

En résumé, ou bien les sentences des Coaques parallèles aux diverses propositions du Pronostic sont rangées dans l'ordre de ces dernières, quand les sujets se tiennent, ou bien, quand les sujets sont détachés, elles sont disposées suivant un autre ordre, mais presque toujours logique, presque toujours parfaitement conforme au plan de l'auteur, quelquefois même plus méthodique que celui du Pronostic.

Pour ce qui est de la comparaison des deux textes, celui des Coaques est quelquefois la reproduction exacte de celui du Pronostic, mais le plus souvent il en est l'abrégé. Tous les développements qui n'étaient pas indispensables, toutes les discussions et distinctions, en un mot tout ce qui dans le Pronostic ne présentait pas la forme aphoristique, a été élagué ou resserré dans les Prénotions, mais sans que la correction du style et la lucidité de la pensée en aient notablement souffert. D'ailleurs rien n'est plus naturel que de voir un texte se modifier, s'altérer même par le seul fait qu'il est remis en œuvre ou simplement recopié. Si l'on veut se faire une idée exacte et complète de ces transformations de texte, on n'a qu'à étudier comparativement les compilateurs et abréviateurs, tels qu'Oribase, Aëtius d'Amide, Alexandre de Tralles, Paul d'Egine, etc., et les auteurs originaux qui nous restent et qui ont fourni, pour ainsi dire, la première mise de fonds, tels que Rufus, Soranus, Galien, Antyllus, etc. Du reste on en trouve un exemple dans la manière dont le premier livre des Prorrhétiques a été remanié pour entrer dans le cadre des Coaques ; il n'y a pas passé intégralement ; les sentences ont été retravaillées, et remises dans un meilleur ordre : cependant il faut bien admettre que le premier traité a été un des éléments du second. Je crois donc avoir annihilé l'objection de Costéi et l'importance que M. Littré lui accordait.

Je me vois encore forcé de n'être pas du même avis que ce judicieux critique sur un autre point. Il dit, t. Ier, p. 247 : « Ce qui a prouve qu'elles (les Prénotions de Cos) ont servi de matériaux au Pronostic, c'est que les propositions particulières des Prénotions de Cos, qui n'en ont point de générales; sont les éléments des propositions générales du Pronostic, qui n'en a pas de particulières. Ce rapport du particulier au général entre les Prénotions et le Pronostic est très remarquable, et il est décisif dans la question de savoir lequel de ces deux livres est postérieur à l'autre. » Eh bien ! je l'avoue, je ne vois pas comment appuyer cette assertion, et je trouve au contraire que les propositions des Coaques sont tout aussi générales que celles du Pronostic, car, ou bien elles ont entre elles une identité parfaite, ou, si elles diffèrent, les différences n'ont pas porté sur ce point, ainsi que tout le monde peut s'en assurer en parcourant l'un et l'autre ouvrage.

Je n'ajoute plus qu'un mot, c'est qu'Érotien n'a pas admis les Coaques dans sa liste, et c'est pour moi une grande présomption de croire que cet ouvrage n'est pas antérieur au Pronostic et partant à Hippocrate, car Érotien n'a rejeté de son catalogue que des écrits évidemment postérieurs à l'époque où vivait le divin vieillard, et la haute antiquité d'un livre devait être une raison pour le lui attribuer. Du reste, nous n'avons aucun témoignage ancien important sur les Coaques (03) : Galien en cite quatre sentences (17, 422, 556, 560) (04), et dans un autre passage (05), il assimile les Coaques au Prorrhétique, et dit que ces deux ouvrages sont composés aux dépens du Pronostic, des Epidémies et des Aphorismes.

Ainsi, je regarde le livre des Prénotions comme une compilation faite surtout aux dépens du Pronostic et du Prorrhétique (06) par un des successeurs immédiats d'Hippocrate, qui a voulu résumer la médecine de son temps. En cela, les Prénotions se rapprochent beaucoup des Aphorismes ; mais ces derniers ont été composés avec un plus grand nombre d'éléments, et la pathologie n'y est plus tout à fait considérée au même point de vue. Ces deux écrits marquent, pour ainsi dire, deux époques de la médecine grecque, et l'étude de son histoire serait fort avancée si l'on pouvait déterminer leur date précise ; mais les renseignements directs et positifs manquent surtout pour ce qui regarde les Coaques.

Je diviserai l'analyse des Coaques en deux parties : dans la première, j'exposerai sommairement et dans leur ordre de succession les divers sujets que l'auteur examine ; dans la seconde partie, je présenterai un tableau des maladies qui, dans cet ouvrage, sont nommées ou du moins assez nettement déterminées, et qui sont étudiées à part, mais presque toujours au point de vue de la prognose. Ce tableau a été déjà esquissé par M. Ermerins dans sa thèse ; je le traduis en partie, mais en le modifiant, en le complétant et en le rectifiant sur plusieurs points.

Chap. Ier. Les sentences renfermées dans ce premier chapitre sont irrégulièrement disposées ; cela tient à ce que l'auteur y a rassemblé tout ce qui se rapportait à la grande classe des fièvres, dans laquelle les médecins anciens avaient confusément relégué tous les symptômes qui appartiennent plus particulièrement aux fièvres, tels que frissons, tremblement, froid, spasmes, délire, etc., etc., et toutes les maladies dont ils ignoraient le siège, c'est-à-dire une grande partie de celles qui attaquent l'homme, et plus particulièrement les maladies de l'encéphale et des viscères abdominaux. Ce ne serait point un travail infructueux que de dégager, pour ainsi dire, chaque unité morbide et chaque symptôme de ce chaos inévitable de propositions où ils sont groupés sans ordre et quelquefois sans vérité : je ne puis essayer ce travail que très superficiellement dans le tableau des maladies.

Chap. II. La céphalalgie, considérée isolément ou concurremment avec d'autres phénomènes morbides, est prise tantôt comme une maladie, et tantôt comme un symptôme, ou plutôt comme un signe.

Chap. III. Le causus et le coma sont envisagés absolument d'après la même méthode, du reste la seule possible dans une médecine toute pronostique et presque absolument privée des ressources du diagnostic, qui seul peut distinguer un symptôme d'une maladie.

Chap. IV. Pronostic de l'otite suivant les âges ; - de la surdité considérée comme signe.

Chap. V. Ce chapitre sur les Parotides est pris tout entier du Prorrhétique : je n'ai rien à ajouter à ce qui a été dit dans l'argument de ce traité.

Chap. VI. Signes fournis par le visage. Je renvoie sur ce point à ce que j'ai dit au § 2 du Pronostic. Je ferai remarquer seulement que la 216e sentence est évidemment égarée dans ce chapitre, et doit être reportée au chapitre XVII ou XVIII.

Chap. VII. Étude des signes pris de l'aspect des yeux. Observations sur l'ophtalmie considérée comme maladie.

Chap. VIII. Exposition des signes fournis par les diverses parties de la bouche, et en particulier par la langue. L'auteur avait interrogé la valeur des enduits qui recouvrent cet organe ; je n'ai retrouvé cette observation que dans le livre des Jours critiques où elle a été transportée avec beaucoup d'autres prises çà et là dans la collection.

Chap. IX. De l'aphonie et des modifications de la voix considérées comme signes. -. La séméiologie pure domine, comme on le voit, dans tous ces chapitres.

Chap. X et XI. Ici, à propos de l'état de la respiration et des maladies du pharynx et du cou, recommence le mélange de la pathologie spéciale et de la séméiologie. Ce chapitre réunit à la fois les propositions du Pronostic, les sentences du Prorrhétique, et des Observations dont l'origine est inconnue, et qui sont peut-être propres à l'auteur.

Chap. XII. Les réflexions précédentes s'appliquent également aux observations faites sur l'état des hypocondres. Je renvoie de plus à l'argument du Pronostic, § 7.

Chap. XIII. L'auteur vient d'examiner successivement la tête, le cou, l'hypocondre; il arrive, en suivant cet ordre anatomique, à s'occuper des lombes. Il s'arrête longuement sur les douleurs lombaires rhumatismales envisagées comme maladies ou comme signes. Il appuie sur le danger de la métastase de ces douleurs, soit à la tête, soit à la poitrine, soit sur l'estomac.

Chap. XIV. L'auteur ayant parcouru, en quelque sorte région par région, l'ensemble de la pathologie, revient sur quelques signes plus généraux. - On retrouve dans ce chapitre tout ce qui a été consigné au Prorrhétique sur les hémorragies nasales, plus quelques additions importantes.

Chap. XV. L'étude des spasmes revient très souvent dans les Coaques et tient, en général, une grande place dans la médecine hippocratique. Mais évidemment les médecins de l'école de Cos ont confondu sous le même nom des états bien différents. Un examen attentif fait reconnaître dans ce qu'ils désignent sous ce nom presque tous les désordres fonctionnels du système nerveux.

Chap. XVI. On retrouve ici, avec des additions notables, tout ce qui a été dit dans le Pronostic sur l'angine ou esquinancie, sauf la mention de l'amputation de la luette.

Chap. XVII et XVIII. Les maladies de poitrine y sont traitées complètement, et bien mieux que dans le Pronostic. Un grand nombre de sentences ont été empruntées au traité des Maladies, et plusieurs sont. probablement le fruit de la pratique de l'auteur. Je signalerai plus particulièrement les sentences 384, 386, 388, 389 , 401, 403, 404, 407, 411, 412, 425, 427, 434, 435, 436, 440, 444, qui prouvent des connaissances avancées et un esprit observateur.

Chap. XIX. Je n'ajouterai rien à ce que j'ai dit des hydropisies au § 8 du Pronostic, si ce n'est que la 461ᵉ sentence est tris remarquable au point de vue de la doctrine physiologique, qui est précisément l'opposé de celle professée aujourd'hui sur la solution de l'hydropisie par résorption.

Chap. XX et XXI. Observations pratiques très justes, et pour la plupart originales sur la dysenterie et la lienterie. - Les sentences 451, 456 à 459 seraient mieux placées dans le chapitre XVIII.

Chap. XXII. La sentence 471 est la répétition du § 19 du Pronostic sur le danger de l'inflammation de la vessie. Je reviendrai plus tard sur les sentences 472, 473.

Chap. XXIII. Observations pronostiques sur l'apoplexie. La sentence 481 devrait être reportée au chapitre XIX, sur les hydropisies.

Chap. XXIV. Ce chapitre renferme des propositions assez disparates sur les signes tirés du froid des lombes, de l'apparition de pustules, et sur l'emploi très sagement indiqué de la saignée dans différents cas.

Chap. XXV. On ne retrouve guère de remarquable dans ce chapitre que ce qui est dit au § 3ᵉ du Pronostic, sur le décubitus du malade.

Chap. XXVI. Ce chapitre est une sorte de compendium de la chirurgie des Asclépiades. Il n'est pas susceptible d'analyse, car il y a presque autant de sujets différents que de sentences. Je le compléterai dans mes notes.

Chap. XXVII. Le titre seul : « Des maladies propres aux différents âges » indique assez le contenu de ce chapitre.

Chap. XXVIII. Il est consacré tout entier à l'élude clinique plutôt encore que prognostique des maladies des femmes, pendant l'état de grossesse ou pendant celui de vacuité, surtout à l'époque menstruelle. Je compléterai ce chapitre dans mes notes.

Chap. XXIX. Du vomissement considéré comme signe prognostique. Ce chapitre est en grande partie emprunté au Pronostic et au Prorrhétique.

Chap. XXX et XXXI. Des sueurs, des urines et des selles. Je renvoie à ce que j'ai dit sur ce sujet dans l'argument du Pronostic, et j'ajoute que l'auteur des Coaques a très bien compris l'importance et la relation de ces trois sources principales du pronostic dans la médecine ancienne.

Tableau des maladies. - Les fièvres sont divisées en fièvres aiguës et en fièvres de long cours, sent. 75, 118, 394, 421, 594. Il faut lire aussi la 143, sentence sur la distinction des fièvres de langueur, en celles qui sont entretenues par quelque travail morbide, par quelque phlegmasie interne, et celles qui ne sont dues à aucune cause évidente.

Au premier rang des fièvres se trouve le causus, fièvre rémittente ou pseudo-continue des pays chauds, dont la nature est regardée tantôt comme inflammatoire, tantôt comme bilieuse, sent. 60, 107, 129, 130, 131, 132, 133, 134, 135, 136, 137, 138, 299, 581.

Il est aussi parlé du léthargus, qu'il faut probablement ranger au nombre des fièvres pseudo-continues des pays chauds. sent. 139, 140.

Mention de la fièvre lipyrie, sent. 120.

Division des fièvres d'après leur type ; -Fièvres continues. Parmi ces fièvres, l'auteur regarde comme présentant un très mauvaise caractère, celles qui sont produites par des douleurs à l'hypocondre, et qui sont accompagnées de carus, sent. 31 et 32. Il fait une mention spéciale des fièvres avec sueurs et avec tension de l'hypocondre, sent. 32 ; de celles avec ballonnement et avec dureté du ventre, sent. 44, 640 ; avec perturbations abdominales, sent. 637, 641 ; avec lividité des diverses parties du corps, sent. 66 ; avec phlyctènes, sent. 114 ; avec tumeurs aux aines, sent. 73 ; de celles qui sont accompagnées de vertiges avec ou sans iléus, sent. 106 ; avec vomissements et déjections bilieuses, sent. 68. - Voir aussi les sent. 107, 108, 109, 130, 158, 201, 29S, 305, sur quelques états fébriles particuliers. Toutes ces observations prouvent que déjà l'attention était éveillée sur la localisation des fièvres, sur leurs rapports avec divers états pathologiques, et en particulier avec les affections des viscères abdominaux (07). Au milieu de toutes ces variétés de fièvres, on en reconnaît quelques-unes qui se rapprochent de notre fièvre typhoïde. - Fièvres rémittentes. - Parmi ces fièvres, l'auteur nomine les tritaeophyes, c'est-à-dire celles qui redoublent tous les trois jours, et quisont très dangereuses, sent. 26, 33 ; titraeophyes asodes, sent. 33 ; titraeophyes errantes, sent. 37, 116, 305. -Fièvres intermittentes. - Parmi ces fièvres, l'auteur distingue les erratives, sent. 582 (voir aussi sent. 79) ; les quartes, sent. 159 ; les tierces légitimes, sent. 123, 148. 584; les tierces d'hiver, sent. 150. II fait aussi mention du passage des fièvres rémittentes au type intermittent, sent. 117. On trouve également disséminés çà et là plusieurs caractères de la fièvre hectique (voir surtout sent. 143).

Pour la classe des fièvres, les signes sont surtout tirés du vomissement, des selles, des urines, de la sueur, de la température du corps, de sa couleur, des spasmes, des douleurs, de l'aphonie, du délire. -Les crises sont notées avec le plus grand soin. Les maladies aiguës sont jugées en quatorze jours, sent. 147, par une épistaxis, par une sueur abondante, par une évacuation copieuse d'urine purulente ou vitrée, dont l'hypostase est louable, par des dépôts considérables, par des déjections alvines muqueuses et sanguinolentes, abondantes et soudaines, par des vomissements copieux au moment de la crise, sent. 150. Un sommeil profond et calme présage la certitude de la solution. Si le sommeil est troublé, c'est un signe d'instabilité, sent.151. On ne trouve point dans les Coaques l'énumération des jours critiques ; mais il y est dit que si une fièvre disparaît dans un jour non critique, il faut craindre une récidive.

Mention du battement des vaisseaux dans la fièvre et dans d'autres maladies, sent. 81, 124, 128, 139, 143, 201 282, 283, 369 ; peut-être 298 et 300.

Il est souvent parlé du phrénitis ou délire aigu continu dans une fièvre. Il est certain que les médecins hippocratiques ne rapportaient pas à une inflammation des membranes du cerveau, comme Galien l'a fait depuis, cet état pathologique, que, du reste, ils considéraient tantôt comme un symptôme, tantôt comme une maladie, et dont ils ignoraient la nature aussi bien que le siège, sent. 76, 91, 92, 97, 101, 102, 110, 179, 213, 228, 324, 570, 582. L'auteur semble aussi distinguer le phrénitis en métastatique et en idiopathique. La sent. 275 se rapporte à la première espèce ; celles que j'ai indiquées tout à l'heure, à la deuxième.

Réunion confuse des symptômes propres à la méningite et à d'autres affections cérébrales indéterminées, sent: 100 à 109, et passim dans le chap. XI (voir aussi sent. 253) ; paraplégie, sent. 340 ; apoplexie et paralysie, sent. 187, 470, 477, 478, 479, 480, et peut-être sent. 197, 250 et 256.- Cause et présage de l'épilepsie, sont. 345, 599.

Observations sur les spasmes ou étals nerveux, sent. 330, 338, 350, 351, 352, 353, 354, 350, 357, 358, 359, 554 ; torticolis aigu, sent. 201, et peut-être 273 et 278 ; tétanos et opisthotonos, sent. 23, 301, 302.

Considérations 'sur l'otite aiguë, sent. 189 ; sur l'ophthalmie , sent. 222, 223, 224, peut-être sur l'orgeolet, sent. 220. On trouve aussi, sent. 225, 220, 510, la mention de l'amaurose. S'agit-il de la maladie Connue sous ce nom, ou simplement de l'obscurcissement et de la perte de la vue ? II est difficile de se prononcer.

Observations sur l'érythème, sent. 63, 200, 215, 231, 417 ; sur l'érysipèle, sent. 142, 200, 366, 524, et peut-être 7 et 211.- Sur un ulcère serpigineux à l'aine appelé ¥rpustikñn sent. 628 ; sur les parotides, presque toujours considérées comme dépôt critique dans les fièvres , sent. 105, 107, 120, 163, 183, 185, 201, 202, 203, 204, 205, 206, 207, 209, 264, 268, 292, 302, 352, 563.

Esquinancie, sent. 263 à 277, passion 364 à 379. Espèces

particulières d'affections de la gorge, sent. 264, 265, 266, 278, 279. M. Ermerins affirme que l'auteur a divisé les inflammations de la gorge en celles du larynx et celles du pharynx ; cela me paraît fort douteux. Il se fonde probablement sur ce qu'il est parlé en particulier des inflammations pharyngiennes. Mais le mot pharynx signifiait pour Hippocrate le vestibule des voies aériennes et alimentaires, et non l'entrée particulière de l'œsophage.

Inflammation aiguë ou chronique de l'estomac, sent. 283, 285, 286 ; inflammation aiguë ou chronique des intestins, chap. 1, XII, XX et XXI, et sent. 470, 467, 640, 643.- Hémorroïdes, sent. 346.

Presque tout ce qui est dit au chap. XIII peut être, ce me semble, rapporté au rhumatisme aigu. On retrouve çà et là dans tout le cours des Coaques plusieurs observations qui regardent évidemment cette maladie.

Je n'ajouterai rien à ce que j'ai dit dans l'argument du Pronostic sur les maladies de poitrine, sinon que l'auteur des Coaques regarde la pneumonie comme très dangereuse quand elle succède à une pleurésie, sent. 397 ; et qu'il distingue les pleurésies en bilieuses et inflammatoires, sent. 387.

Maladies du foie assez mal déterminées, mais pouvant se rapporter à l'hépatite, et considérées assez ordinairement dans leurs rapports avec les maladies de poitrine, sent. 446 à 440 : Abcès du foie, 450 et 451. Ictère regardé comme un épiphénomène, sent: 121; comme une maladie, sent. 613 - Maladies de la rate, sent. 327, 466. Inflammation aiguë et chronique de la vessie (cystite), sent. 471. - Néphrite, sent. 591.

Rétention d'urine causée par un abcès, sent. 473. De la gravelle et de la pierre, sent. 472, 485, 580, 590.

Phthisie ischiatique, suite des dépôts multipliés à la hanche, sent. 144.

L'auteur des Coaques semble regarder comme des maladies chroniques la dysenterie, chap. XX et XXI, le meloena (hémathémèse et hématocatharsis), qu'il n'est pas facile de distinguer d'un simple flux de bile fortement colorée, sent. 330, 331, 333, 559, 571, 608, 611, 633, 636, 637. - Il étudie tous ces états pathologiques comme des maladies ou des symptômes essentiels ; il range dans la même catégorie l'hydropisie ascite symptomatique, sent. 452, 454, 456,

457, 458, 459, 460, 461, 482 ; l'hydropisie sèche, sent. 304, 424, 453, 459, que plusieurs interprètes regardent comme la lympanite, mais que P. Martian (08) et Sprengel (09) soutiennent être l'ascite accompagnée de symptômes de sécheresse, soit du côté du ventre, soit du côté de la poitrine ou du reste du corps.

Dans l'hémoptysie, qui est aussi placée au nombre des maladies chroniques, le sang vient ou du foie, sent. 450, ou du poumon, sent. 450.

Observations confuses et indéterminées sur les symptômes propres à la fièvre de lait intense et à la métro-péritonite puerpérale (passim, dans le chap. XXVIII). - Danger de l'évacuation des eaux dans l'amnios avant l'accouchement, sent. 513, 536. - Des ulcérations vaginales, des aphtes chez les femmes grosses, sent. 514, 529, 539, 544.

Observations sur les plaies de tête, sent. 188, 477, 498, 499, 500, 501, 510. De la carie des dents et de leurs suites, sent. 236, 237. Abcès au palais, sent. 238. Maladies des os de la mâchoire, sent. 237, 239. Danger des spasmes dans les blessures, sent. 355, 506. - Blessure de l'épiploon et des intestins, sent. 502, 503. Division des parties molles, des os et des cartilages, sent. 504, 505 ; - des tendons de la jambe, 508. - Pronostic des plaies suivant les parties blessées, sent. 509. - Des fistules, sent. 511. - Des ulcères, sent. 496. - Des varices, sent. 513.

NOTES

(01) Chrestomathia Hippocratica, p. IX. Cf. aussi Hist. Méd. lib. sing. p.20, sqq.

(02) Thèse citée, page 92.

(03) Il est vrai qu'Érotien, dans son Glossaire (p. 196), cite de Démétrius l'épicurien une explication qu'il est très rationnel de rapporter à la 561e sent. des Coaques, ainsi que parait l'avoir fait M. Littré, quand il dit, peut-être trop affirmativement, dans son introduction (p. 140), que Démétrius avait commenté les Coaques. Mais on pourrait aussi soutenir, en admettant avec H. Étienne une altération de texte, que celte explication se rapporte à la 17e sent.

du Prorrhétique. Du reste, Érotien a donné plusieurs explications de mots communs au Prorrhétique et aux Coaques, mais il n'en donne point qui soit, particulière à ce dernier ouvrage, sauf peut être, celle relative au mot κρήγυον (sent. 30).

(04) Com. II, in Hip. Epid. II, textes 2 et 3. - Com. III, in Epid. II, texte 7.

(05) Com. II, in Epid. III, in proaem.

(06) C'était le sentiment de Gruner, Censura, p. 124.

(07) On ne sera sans doute pas fâché de trouver ici un passage fort intéressant du traité des Airs sur les fièvres. L'auteur se propose de démontrer que toutes les maladies viennent des airs : « Je commencerai, dit-il, par la maladie la plus commune : la fièvre; elle s'associe à toutes les autres, et surtout à la phlegmasie, les blessures que l'on se fait aux pieds en se heurtant (proskñmmata) le prouvent bien : il se développe une tumeur à l'aine par suite de l'inflammation, et la fièvre s'allume aussitôt. Il y a, pour le dire en passant, deux sortes de fièvres : l'une, commune à tous, s'appelle peste (loimñw), l'autre, qui est engendrée par une mauvaise nourriture, survient chez ceux qui ne prennent pas une alimentation salubre. L'air est la cause première de ces deux classes de fièvres.» Ed. de Bâle, p. 118, lig. Dern

(08) Mag. Hip. expl., Rome, 1626, in-f°, p. 525.

(09) Apol. des Hip., p. 299.

CHAPITRE PREMIER.
DES FRISSONS, DES FIÈVRES, DU DÉLIRE.

1. Ceux qui, après un frisson, sont pris d'un refroidissement général, avec douleur à la tête et au cou, restent sans voix et se couvrent de petites sueurs générales, meurent lorsqu'ils semblent revenir à eux.

2. L'agitation avec refroidissement est très mauvaise. (Prorrh. 27.)

3. Le refroidissement avec endurcissement [des parties externes], c'est pernicieux. (Prorrh. 77.)

4. A la suite de refroidissement, la peur et le découragement, sans raison, aboutissent à des spasmes.

5. À la suite de refroidissement, la rétention d'urine, c'est très mauvais. (Prorrh. 51.)

6. Dans le frisson, ne pas reconnaître les siens, c'est mauvais. La perte de la mémoire, c'est également mauvais. (Prorrh. 64.)

7. Les frissons avec un état comateux ont quelque chose de pernicieux. L'ardeur du visage avec sueur, est dans ce cas un signe de mauvais caractère. Le refroidissement qui survient alors aux parties postérieures, prélude à des spasmes. En général, le refroidissement des parties postérieures présage des spasmes. (Prorrh. 67.)

8. Les frissons réitérés qui partent du dos, et qui changent rapidement de place, sont très pénibles; ils présagent en effet une rétention douloureuse des urines. En pareil cas, de petites sueurs générales, c'est très mauvais. (Prorrh. 75.) .

9. Le frisson, dans une fièvre continue, quand le corps est déjà fort affaibli, c'est mortel.

10. Ceux qui ont des sueurs abondantes, puis des frissons, sont dans un état pernicieux. A la fin il se forme des suppurations internes, et il survient des perturbations d'entrailles. (Prorrh. 66.)

11. Les frissons qui partent du dos sont les plus insupportables ; mais celui qui a du frisson le dix-septième jour, et qui en est repris le vingt-quatrième, est dans un état difficile.

12. Ceux qui ont des frissonnements continuels, de la céphalalgie, et de petites sueurs générales, sont dans un mauvais état.

13. Ceux qui ont des frissons et des sueurs abondantes sont dans un état très difficile.

14. Les frissons réitérés avec stupeur, sont [des frissons] de mauvais caractère. (Prorrh. 35.)

15. Quand le frisson survient vers le sixième jour, la crise est difficile.

16. Tous ceux qui dans un état de santé [apparente] sont pris de frissons réitérés, deviennent empyématiques par suite d'hémorragies.

17. Le frissonnement et la dyspnée dans les souffrances [de

poitrine], sont des signes de phthisie.

18. A la suite de suppuration du poumon, des douleurs vagues au ventre, à la région claviculaire, et un râle avec anxiété, indiquent que les poumons sont remplis de crachats.

19. Ceux qui ont des frissonnements, de l'anxiété, un sentiment de lassitude, des douleurs aux lombes, sont pris de relâchement dû ventre.

20. Mais avoir des frissons avec une sorte de paroxisme, surtout la nuit, de l'insomnie, un délire loquace, et, pendant le sommeil, lâcher ses urines sous soi, aboutit à des spasmes. (Prorrh. 101.)

21. Des frissons continus dans les maladies aiguës, c'est funeste.

22. A la suite d'un frisson, la prostration avec douleur de tête, c'est pernicieux. Dans ce cas, des urines sanguinolentes, c'est funeste.

23. Le frisson avec opisthotonos tue.

24. Quand il y a eu des frissons, en même temps que des sueurs critiques, et que le lendemain, après un frisson que rien ne justifie, il y a de l'insomnie et absence de coction, je pense qu'il surviendra une hémorragie. (Prorrh. 149.)

25. Après le frisson, la rétention des urines est dangereuse et présage des spasmes, surtout quand il y a eu préalablement assoupissement profond; et dans ce cas on peut s'attendre à des parotides. (Prorrh. 155.)

26. Dans une fièvre irrégulière, les frissons qui redoublent suivant le type tritaeophye, sont [des frissons] de très mauvais caractère ; mais ceux qui redoublent irrégulièrement, quand il y a des spasmes avec frisson et fièvre, sont pernicieux.

27. L'aphonie qui vient à la suite d'un frisson est dissipée par un tremblement ; un tremblement qui survient délivre ceux qui sont repris de frisson.

28. Ceux qui à la suite d'un frisson éprouvent de la prostration avec céphalalgie, sont en danger : chez ces individus , des urines teintes de sang, c'est mauvais.

29. Chez ceux qui ont le frisson, il y a suppression d'urine. (Prorrh. 110.)

30. Dans la fièvre, un spasme, des douleurs aux mains et aux pieds, sont des signes de mauvais caractère : l'invasion subite d'une

douleur à la cuisse est encore un signe de mauvais caractère : une douleur aux genoux, ce n'est pas bon non plus ; mais s'il y a de la douleur aux mollets, c'est un signe de mauvais caractère ; il en est de même du délire, surtout quand il y a un énéorème dans les urines.

31. Les fièvres produites par des douleurs aux hypocondres, sont de mauvaise nature ; quand il y a complication de casus, c'est très mauvais. (Prorrh. 56.)

32. Les fièvres sans intermittences, accompagnées de petites sueurs réitérées et de tension aux hypocondres, sont le plus souvent [des fièvres] de mauvais caractère : dans ce cas, les douleurs qui se fixent à l'acromion et à la clavicule sont funestes.

33. Les fièvres assodes du type tritaeophye sont [des fièvres] de mauvais caractère.

34. Dans la fièvre, la mutité, c'est mauvais.

35. Les malades pris d'un sentiment de lassitude, d'obscurcissement de la vue, d'insomnie, de coma, de petites sueurs, et du retour de la chaleur [fébrile], sont dans un mauvais état. (Prorrh. 74.)

36. Ceux qui éprouvent un sentiment de lassitude avec frissonnement, après de petites sueurs critiques, et après un retour de la chaleur [fébrile], sont en mauvais état, surtout s'il survient une épistaxis : ceux qui dans ces circonstances deviennent ictériques, avec coloration prononcée [de la peau] meurent ; ils rendent préalablement des matières stercorales blanches.

37. Les fièvres triraeophyes erratiques, lorsqu'elles se fixent aux jours pairs, sont rebelles.

38. Ceux qui dans les jours critiques, sont agités sans suer, et qui éprouvent un refroidissement général, comme aussi tous ceux qui ne suent pas et qui éprouvent un refroidissement général sans qu'il y ait de crise, sont dans un mauvais état. (Prorrh. 61.)

39. Ceux qui après cela, ont du frisson, puis des vomissements de matières sans mélange, et qui sont pris d'anxiété, de tremblement avec fièvre, sont en mauvais état. La voix est comme dans le frisson. (Prorrh. 42 ? 62.)

40. Après un saignement de nez, le refroidissement avec de petites sueurs, c'est mauvais. (Prorrh. 126.)

41. Ceux qui ont de petites sueurs générales, qui restent sans sommeil, qui sont repris de la chaleur fébrile, sont en mauvais état. (Prorrh. 68.)

42. Ceux qui ont de petites sueurs dans une fièvre sont dans un mauvais état.

43. Chez ceux qui ont des selles bilieuses, une douleur mordicante à la poitrine, de l'amertume à la bouche, c'est mauvais.

44. Dans les fièvres, quand le ventre est ballonné, et que les vents ne sortent pas, c'est mauvais.

45. Les individus pris de lassitudes, de hoquet, de catocké, sont dans un mauvais état.

46. Ceux qui ont de petites sueurs avec des frissonnements légers et fréquents qui partent du dos, sont dans un état insupportable ; cet état a présage une rétention douloureuse des urines. En pareil cas, avoir de petites sueurs, c'est mauvais. (Prorrh. 75.)

47. Taire quelque chose d'insolite, par exemple, diriger son attention sur ce qui n'est pas familier, ou le contraire, c'est funeste ; c'est aussi le prélude d'un délire imminent.

48. Du soulagement quand les signes sont mauvais, aucun amendement quand ils sont favorables, c'est également fâcheux. (Prorrh. 52.)

49. Dans les fièvres aiguës, quand les malades ont des sueurs, surtout à la tête, et qu'ils sont dans un état pénible, c'est mauvais, principalement avec coïncidence d'urines noires. Si à tout cela se surajoute le trouble de la respiration, c'est mauvais. (Prorrh. 39.)

50. Quand les extrémités passent rapidement par des états opposés, c'est mauvais. Quand il en est de même de la soif, c'est funeste. (Prorrh. 43.)

51. Une réponse brutale faite par un malade [habituellement] poli, c'est mauvais ; l'acuité de la voix, c'est également mauvais. Chez ces individus, les parois des hypocondres sont rétractées [vers les parties profondes.] (Prorrh. 44, 45.)

52. A la suite d'un refroidissement avec de la sueur, le prompt retour de la chaleur fébrile est mauvais. (Prorrh. 66.)

53. Ceux qui, dans les maladies aiguës, ont de petites sueurs et de l'agitation sont clans un mauvais état.

54. Se trouver dans un état de prostration que rien ne justifie sans qu'il y ait eu de déplétion vasculaire, c'est mauvais. (Prorrh. 40.)

55. Dans une fièvre, un tiraillement comme pour vomir, lequel n'aboutit qu'à la salivation, c'est mauvais.

56. De rapides alternatives de narcotisme, c'est mauvais.

57. Des épistaxis très peu abondantes, sont très mauvaises clans les maladies aiguës.

58. En général, il est mauvais, dans une fièvre aiguë, que la soif ait cessé contre toute raison. (Prorrh. 57.)

59. Ceux qui tressaillent à un simple attouchement des mains sont dans un mauvais état.

60. Ceux qui dans le cours d'une fièvre causale sont affectés de tumeurs avec assoupissement et torpeur, meurent paraplectiques s'il survient une douleur au côté.

61. Dans les maladies aiguës, de la suffocation quand le pharynx n'est point tuméfié, c'est pernicieux.

62. Quand le péril est imminent, arrivent les petits tremblements et les vomissements érugineux. La production d'un petit bruit pendant la déglutition des liquides, celle d'un son rauque causé par la sécheresse de la gorge, la difficulté d'avaler à cause de la respiration saccadée comme dans la toux, sont des signes pernicieux dans les maladies aiguës avec refroidissement.

63. Les érythèmes aux mains et aux pieds sont des signes pernicieux.

64. Ceux qui ont la respiration anhélante, qui sont abattus, dont les paupières sont entr'ouvertes pendant le sommeil, meurent en présentant une couleur ictérique très foncée. Ces malades rendent préalablement des excréments blancs.

65. Dans les fièvres, une extase silencieuse, chez un malade qui n'est pas aphone, c'est pernicieux. (Prorrh. 54.)

66. Des ecchymoses survenant dans une fièvre présagent une mort imminente.

67. Quand une douleur de côté se manifeste dans une fièvre, des selles aquoso-bilieuses abondantes soulagent le malade; mais quand il survient de l'anorexie, puis des sueurs, avec coloration intense du visage, relâchement du ventre et un peu de cardialgie,

les malades, après avoir langui quelque temps, meurent avec les symptômes de la péripneumonie.

68. Chez un fébricitant, si, dès le début, de la bile noire est évacuée par haut ou par bas, c'est mortel.

69. A la suite d'un refroidissement chez un individu qui n'est pas sans fièvre et qui sue aux parties supérieures, l'agitation développe le phrénitis, et devient bientôt pernicieuse. (Prorrh. 27.)

70. Les douleurs qui deviennent en peu de temps aiguës et qui se portent vers les clavicules et vers les parties supérieures, sont pernicieuses.

71. Dans les maladies de long cours et pernicieuses, une douleur au siège est mortelle.

72. Chez les malades déjà affaiblis, la perte de la vue et de l'ouïe, la déviation de la lèvre, de l'œil ou du nez, c'est mortel.

73. Dans les fièvres, une douleur à l'aine indique que la maladie sera longue.

74. Dans les fièvres, l'absence de crises les prolonge, mais elle ne les rend pas pernicieuses.

75. Les fièvres produites par des douleurs intenses sont de très longue durée.

76. Les tremblements, la carphologie, le délire sont des indices de phrénitis, et, dans ce cas, les douleurs aux mollets indiquent l'égarement de l'esprit. (Prorrh, 34. Pronost. 4.)

77. Tous ceux qui, dans une fièvre continue, gisent sans voix et sont pris d'un clignotement perpétuel, réchappent si, après un saignement de nez et un vomissement, ils parlent et reviennent à eux ; mais si cela n'arrive pas, ils sont pris de dyspnée, et meurent promptement.

78. Quand ceux qui sont pris de fièvre ont un paroxysme le lendemain de l'invasion.

79. une rémission le troisième jour, un paroxysme le quatrième, c'est mauvais. En effet, ces paroxysmes ne produisent-ils pas le phrénitis ?

80. Tous ceux chez lesquels les fièvres cessent dans des jours non critiques, sont exposés à des rechutes.

81. Les fièvres faibles au début et qui plus tard s'accompagnent de battements à la tête et d'urines ténues, ont des paroxysmes aux approches de la crise ; il n'y aurait rien d'étonnant qu'il survînt du délire et aussi de l'insomnie.

82. Dans les maladies aiguës, les mouvements insolites, l'agitation générale, le sommeil troublé, présagent des spasmes chez quelques individus.

83. Le réveil agité, avec l'air hagard et avec du délire, c'est funeste ; c'est aussi l'indice d'un état spasmodique, surtout s'il y a des sueurs. Le refroidissement du cou, du dos et de tout le corps, indique également un état spasmodique dans ce cas, les urines sont furfuracées. (Prorrh. 112, 113.)

84. Le délire avec chaleur ardente est spasmodique.

85. Le délire qui s'exaspère en peu de temps est un délire férin, il présage des spasmes. (Prorrh. 26, et aussi 123 initio.)

86. Dans les maladies de long cours, la tuméfaction du ventre sans cause légitime amène des spasmes.

87. Une insomnie soudaine avec trouble, des épistaxis légères, pendant la nuit du sixième jour un peu de soulagement, puis le lendemain de nouvelles souffrances, de petites sueurs, un assoupissement profond, du délire, amènent une hémorragie [nasale] abondante, laquelle dissipe ces affections. Des urines aqueuses présagent cet ensemble de symptômes. (Prorrh. 132.)

88. Parmi les individus qui tombent dans un transport mélancolique avec les symptômes précédents, ceux qui ont des tremblements, sont dans un état fâcheux.

89. Le délire avec dyspnée et sueur est mortel : il l'est aussi avec la dyspnée et le hoquet.

90. Dans le phrénitis, quand les songes se traduisent à l'extérieur, c'est bon. (Prorrh. 5.)

91. Dans le phrénitis, des selles blanches, de l'engourdissement, c'est mauvais. Dans ce cas, le frisson est très mauvais. (Prorrh. 13.)

92. Dans le phrénitis, le calme au début, puis des changements fréquents [dans l'état des symptômes], c'est manvais . (Prorrh. 12, et aussi 28.)

93. Parmi les individus pris d'un transport mélancolique, ceux à

qui il survient un tremblement, sont en mauvais état. (Prorrh. 14.)

94. Ceux qui ont un transport mélancolique et qui sont pris de tremblement avec ptyalisme, sont-ils phrénétiques ? (Prorrh. 14.)

95. Ceux qui sont en proie à un transport violent, après un redoublement de fièvre, deviennent phrénétiques. (Prorrh. 15.)

96. Les phrénétiques boivent peu, s'émeuvent au moindre bruit, sont sujets aux tremblements ou aux spasmes. (Prorrh. 16.)

97. Dans le phrénitis, des tremblements violents sont mortels. (Prorrh. 9.)

98. L'aberration de l'esprit, par rapport aux choses de première nécessité, est très mauvaise ; ceux qui à la suite [de cette aberration] ont des paroxysmes, sont dans un état funeste.

99. Le délire avec voix retentissante, le spasme de la langue, les tremblements de cet organe, présagent une extase. Dans ce cas, la rigidité de la peau, c'est pernicieux. (Prorrh. 19.)

100. Le délire chez un individu déjà fort affaibli est très mauvais. (Prorrh. 8.)

101. Chez les phrénétiques, de fréquents changements [dans l'état des symptômes] annoncent des spasmes et sont funestes. (Prorrh. 28.)

102. Chez les phrénétiqques, le ptyalisme avec refroidissement présage un vomissement noir. (Prorrh. 31.)

103. Chez les malades qui présentent des symptômes variés, qui ont du délire avec de fréquents retours de l'état comateux, il faut s'attendre à un vomissement noir : dites-le.

104. Les paroxysmes qui tiennent du spasme produisent le catoché. (Prorrh. 161.)

105. Les petites tumeurs qui s'élèvent près des oreilles dans les maladies de long cours, s'il survient une hémorragie et des vertiges ténébreux, sont pernicieuses.

106. Les fièvres accompagnées de hoquet, avec ou sans affection iliaque, sont pernicieuses .

107. Chez les malades dont la respiration est précipitée, si la fièvre redevient aiguë à la suite d'un refroidissement avec forte tension de l'hypocondre, il s'élève de grosses parotides. (Prorrh. 164.)

108. Chez les malades qui ont de la fièvre, les douleurs survenues aux lombes et aux parties inférieures qui se portent au diaphragme en quittant ces parties, sont très pernicieuses, surtout si cette rétrocession est précédée de quelque autre mauvais signe; mais s'il n'y a pas d'autres mauvais signes, il faut s'attendre à un empyème. (Pronost. 19 initio.)

109. Chez les enfants, une fièvre aiguë, la suppression des selles avec insomnie, des sanglots, des changements de couleur, enfin la persistance d'une teinte rouge, sont les signes d'un état spasmodique. (Pronost. 24 in fine.)

110. Une insomnie soudaine avec trouble, des selles noires, compactes, amènent quelquefois des hémorragies.

111. L'insomnie avec une agitation soudaine amène une hémorragie [nasale], surtout s'il y a déjà eu quelque flux de sang; sera-t-elle précédée d'un frissonnement? (Prorrh. 136.)

112. Les malades qui sentent un peu de refroidissement général, ceux qui toussent et qui ont de petites sueurs partielles à l'approche des paroxysmes, ont une maladie de mauvais caractère.

113. Quand à une douleur de côté s'ajoute de la suffocation, les malades deviennent empyématiques.

114. Chez ceux qui ont une fièvre continue, s'il s'élève des pustules, surtout le corps, c'est mortel, s'il ne se forme pas quelque dépôt purulent ; c'est surtout en pareil cas que les parotides ont coutume de se former.

115. Dans une maladie aiguë, être froid au dehors, mais brûlant au dedans et altéré, c'est mauvais. (Prorrh. 7.)

116. Les fièvres continues, qui redoublent le troisième jour, sont dangereuses.

117. Pour ceux que la fièvre quitte quelquefois il n'y a pas de danger.

118. Dans les fièvres de long cours, il survient des abcès [sur quelque partie du corps], ou des douleurs aux articulations ; et si cela arrive, ce n'est pas sans avantage.

119. Dans une maladie aiguë, la céphalalgie, la rétraction spasmodique de l'hypocondre, s'il n'y a pas de saignement de nez, tendent au phrénitis.

120. Les fèves lipyries, s'il ne survient pas un choléra, n'ont pas de solution.

121. Un ictère se manifestant avant le septième jour d'une maladie, c'est mauvais. Au septième, au neuvième, au onzième et au quatorzième, c'est un signe critique s'il ne durcit pas dans l'hypocondre droit ; autrement le cas est douteux.

122. De fréquentes rechutes avec persévérance des mêmes symptômes, des flux de sang vers le temps de la crise, amènent un vomissement de matières noires ; les malades sont même pris de tremblement.

123. Dans les fièvres tierces, les douleurs qui redoublent en suivant le type tierce, font rendre par les selles des grumeaux de sang.

124. Dans les fièvres, le battement et la douleur du vaisseau qui est au cou aboutissent à une dyssenterie.

125. Changer fréquemment de couleur et de chaleur, est avantageux.

126. Dans les maladies bilieuses, une respiration grande, une fièvre aiguë avec tuméfaction de l'hypocondre , développent des parotides.

127. Ceux qui relèvent d'une longue maladie, et qui mangent avec appétit sans reprendre parfaitement, ont des rechutes d'un mauvais caractère.

128. Chez les fébricitants, quand les vaisseaux des tempes battent, que le visage est coloré, et que l'hypocondre n'est pas souple, la maladie se prolonge ; elle ne cesse point sans une abondante hémorragie du nez ou sans un hoquet, ou sans un spasme, ou sans une douleur aux hanches.

129. Dans le causses, une évacuation alvine abondante et précipitée, c'est mortel.

130. A la suite d'une douleur très pénible du ventre, une fièvre causale, c'est pernicieux.

131. Dans les causus, s'il survient des tintements d'oreilles, avec obscurcissement de la vue et sentiment de pesanteur au nez, les malades sont pris d'un transport mélancolique, s'ils n'ont pas eu d'hémorragie. (Prorrh. 18.)

132. Les tremblements qui surviennent dans les causus, le délire les fait cesser.

133. Dans le causus, un flux de sang par les narines le quatrième jour, c'est mauvais, à moins qu'il ne paraisse quelque autre bon symptôme; au cinquième joue, c'est moins dangereux.

134. Dans les causus, quand les malades ont un peu de refroidissement à la superficie du corps, avec des selles aquosobileuses, fréquentes, et déviation des yeux, c'est mauvais, surtout si les malades sont pris de catoché. (Prorrh. 81.)

135. Le causus cesse s'il survient un frisson.

136. Les causus ont coutume de récidiver au cinquième jour ; ensuite les malades ont de petites sueurs ; sinon c'est au septième qu'ils récidivent.

137. Le quatorzième jour juge les causus, soit qu'il apporte du soulagement ou qu'il donne la mort.

138. A la suite d'un causus, s'il ne se fait pas de dépôts purulents vers les oreilles, on n'est pas entièrement délivré.

139. Ceux qui sont affectés de léthargus, tremblent des mains, sont assoupis, ont mauvais teint, sont oedémateux, ont les pulsations lentes, les paupières inférieures gonflées, se couvrent de sueur; leur ventre se tuméfie et rend des matières bilieuses et sans mélange ou bien il est très desséché : les urines et les selles viennent aussi sans produire aucune sensation ; les urines sont jumenteuses ; les malades ne demandent ni à boire ni aucune autre chose ; revenus à eux, ils disent sentir de la douleur au cou et éprouver un bourdonnement dans les oreilles.

140. Ceux qui réchappent du léthargus, deviennent le plus souvent empyématiques.

141. Chez tous les fébricitants, quand les tremblements cessent sans crise, il se forme plus tard, aux articulations, des tumeurs douloureuses qui suppurent, et la vessie devient douloureuse.

142. Parmi les fébricitants, chez ceux qui ont des rougeurs au visage, une douleur de tête intense, des pulsations vasculaires, il survient le plus souvent une hémorragie nasale ; chez ceux au contraire qui ont du dégoût, des douleurs au cardia, un ptyalisme, c'est un vomissement; chez ceux qui ont des éructations, des

vents, des borborygmes avec météorisme du ventre, ce sont des perturbations du ventre.

143. Chez ceux qui traînent sans danger une fièvre continue, avec absence de douleur, de phlegmasie, ou d'une autre cause apparente [qui l'entretienne], on doit s'attendre à des dépôts, avec douleur et tuméfaction, surtout aux régions inférieures. On doit particulièrement s'attendre à ces dépôts chez les individus âgés de trente ans, et on en soupçonnera la formation si la fièvre a passé le vingtième jour, ils sont plus rares chez les sujets plus âgés, quoique la fièvre ait duré plus longtemps. Les fièvres qui quittent et reprennent irrégulièrement, dégénèrent facilement en fièvre quarte, surtout en automne, et principalement chez ceux qui ont plus de trente ans. Les dépôts arrivent de préférence en hiver, disparaissent plus lentement, et sont moins sujets à se répercuter à l'intérieur. (Pronost. 24, initio.)

144. Chez ceux qui ont éprouvé plusieurs rechutes, s'ils sont malades depuis plus de six mois, il survient ordinairement une phtisie ischiatique.

145. Tout ce qui se substitue à la fièvre et qui ne présente pas les signes d'un dépôt, est de mauvais caractère.

146. Parmi les fièvres, celles qui cessent à des jours non critiques et sans signes décrétoires, récidivent. (Pronost. 24., initio)

147. Les maladies aiguës se jugent en quatorze jours.

148. Une fièvre tierce légitime se juge en sept, ou au plus tard en neuf périodes.

149. Au début des fièvres, si quelques gouttes de sang s'échappent des narines, ou s'il advient un éternument et que les urines donnent un dépôt blanc le quatrième jour, ce dépôt indique la solution de la maladie pour le septième.

150. Les maladies aiguës se jugent par un saignement de nez qui arrive dans un jour critique, par des sueurs abondantes, par des urines purulentes ou vitrées, donnant un sédiment louable et sortant en abondance, par un dépôt proportionné à l'intensité de la maladie, par des selles muqueuses, sanguinolentes, qui sortent tout à coup et avec force, enfin par des vomissements qui n'ont pas de mauvais caractère et qui arrivent lors de la crise.

151. Le sommeil profond et sans trouble présage une crise sûre ; mais le sommeil troublé et accompagné de douleurs du corps présage une crise douteuse.

152. Au septième, ou au neuvième, ou au quatorzième jour, les saignements de nez résolvent le plus ordinairement les fièvres. Il en est de même d'un flux bilieux ou dyssentérique, de la douleur aux genoux ou aux hanches, de l'urine bien cuite aux approches de la crise ; et, pour les femmes, de l'écoulement. des menstrues.

153. Ceux qui, dans le cours d'une fièvre, ont une hémorragie abondante, de quelque partie que ce soit, ont le ventre relâché lorsqu'ils entrent en convalescence. (Prorrh. 133.)

154. Ceux qui, dans les fièvres, ont de petites sueurs générales, avec céphalalgie et resserrement du ventre, sont menacés de spasmes. (Prorrh. 115.)

155. Le délire qui s'exaspère en peu de temps, est un délire férin et présage un spasme. (Prorrh. 26 et 123.)

156. La fièvre survenant dans le spasme, le fait cesser le jour même ou le lendemain matin, ou le troisième jour.

157. Le spasme survenant dans la fièvre et cessant le jour même, c'est bon ; mais, dépassant l'heure à laquelle il avait commencé, et ne cessant pas, c'est mauvais.

158. Ceux qui ont des fièvres intermittentes, et chez lesquels la chaleur fébrile modérée se montre irrégulièrement, le ventre étant météorisé et ne rendant que peu de matières, ont des douleurs lombaires après la crise ; leur ventre se relâche alors subitement et abondamment. Mais ceux dont la peau est brûlante au toucher, qui sont engourdis, altérés et agités, tombent dans une prostration complète si les selles se suppriment. Quelquefois des rougeurs inflammatoires qui paraissent aux pieds présagent cet état.

159. Les fièvres quartes hivernales se transforment aisément en maladies aiguës.

CHAPITRE II.
DE LA CÉPHALALGIE.

160. Une douleur de tête intense avec une fièvre aiguë et quelqu'un

des mauvais signes, c'est mortel ; s'il n'y a pas de signe suspect et que la douleur passe vingt jours, cela présage un écoulement de sang ou de pus par le nez, ou des dépôts aux parties inférieures. Il faut surtout s'attendre aux flux de sang chez les sujets au-dessous de trente-cinq ans, et aux dépôts chez les gens plus âgés. (Pronost. 21.). Quand une douleur intense se fait sentir à la région du front et aux tempes, [il faut s'attendre] à des flux de sang.

161. Ceux qui, sans fièvres, sont pris de céphalalgie, de bourdonnements d'oreilles, de vertiges, de lenteur dans la parole, d'engourdissement des mains, attendez-vous à les voir frappés d'apoplexie ou d'épilepsie , ou même d'oubli total.

162. Ceux qui ont de la céphalalgie avec catoché et qui délirent, le ventre s'étant resserré, l'oeil étant devenu hagard et le visage fortement coloré, sont pris d'opisthotonos. (Prorrh. 88.)

163. L'ébranlement de la tête, les yeux très rouges et un délire manifeste, sont des signes pernicieux ; cet état ne dure pas jusqu'à la mort, mais fait naître des parotides.

164. La céphalalgie, avec douleurs au siège et aux parties génitales, produit de l'engourdissement et de la faiblesse, et fait perdre la parole. Ces symptômes ne sont pas fâcheux ; mais les malades sont pris de somnolence et de hoquet pendant neuf mois. Si, après cela , la parole leur revient, ils recouvrent leur état antérieur, mais sont remplis d'ascarides.

165. Dans la céphalalgie, quand il y a complication de surdité et de coma, il s'élève des parotides. (Prorrh. 165.)

166. Ceux qui sont pris de céphalalgie, de catoché douloureux et dont les yeux sont très rouges, ont une hémorragie. (Prorrh. 137.)

167. Les battements dans la tête, les tintements d'oreilles amènent une hémorragie, ou, chez les femmes, font apparaître les règles, surtout si ces symptômes sont accompagnés d'une vive douleur le long du rachis ; ce sont aussi des signes de dyssenterie. (Prorrh. 143.)

168. Ceux qui ont la tête lourde, qui ressentent de la douleur au sinciput, qui ont des insomnies, sont pris d'hémorragie, surtout s'il y a quelque tension au cou. (Prorrh. 135.)

169. Dans la céphalalgie, les vomissements érugineux avec surdité

chez les individus privés de sommeil sont bientôt suivis de manie. (Prorrh. 10.)

170. Ceux qui ont un mal de tête et de cou, une certaine impuissance avec tremblement de tout le corps, une hémorragie les délivre ; mais quelquefois ils sont délivrés par la seule influence du temps. Dans ce cas, la vessie ne laisse pas échapper les urines. (Prorrh. 152.)

171. Dans le cas de céphalalgie aiguë, de narcotisme, avec sentiment de pesanteur, il survient habituellement un état spasmodique.

172. Un écoulement de pus par le nez ou des crachats épais, inodores , dissipent la céphalalgie ; une éruption de pustules ulcérées, quelquefois aussi le sommeil ou un cours de ventre la font cesser.

173. Une douleur de tête modérée , avec soif sans sueur ou bien avec une sueur qui ne dissipe pas la fièvre, présage des dépôts aux gencives ou aux oreilles, s'il ne survient pas de perturbation du ventre.

174. La céphalalgie avec carus et pesanteur, donne lieu à quelque état spasmodique.

175. Ceux qui ont de la céphalalgie, de la soif, une légère insomnie, du désordre dans les paroles, de la faiblesse et un sentiment de brisure à la suite d'un cours de ventre, ne seront-ils pas pris de transport ? (Prorrh. 38.)

176. Ceux qui ont de la. céphalalgie, une légère surdité, des tremblements aux mains, de la douleur au cou, qui rendent des urines noires, épaisses, qui vomissent des matières noires, sont dans un état pernicieux. (Prorrh. 95.)

177. Ceux qui ont de la céphalalgie, de petites sueurs générales, et dont le ventre est resserré, sont menacés de spasmes. (Prorrh. 115.)

CHAPITRE III.
DU CASUS ET DU COMA. - DES PLAIES DE TÊTE.

178. Le carus est toujours mauvais. (Prorrh. 63.)

179. Ceux qui, dans les premiers jours [d'une maladie], sont pris de coma avec douleur à la tête, aux lombes, au cou, à l'hypocondre, et qui n'ont pas de sommeil, sont-ils phrénétiques ? Chez ces malades, un écoulement de sang par le nez, c'est pernicieux, surtout au quatrième jour ou au début de la maladie. Des évacuations alvines très rouges, c'est également mauvais. (Prorrh. 1 et 2.)

180. Ceux qui, dès le début, tombent dans un état comateux et qui ont de petites sueurs générales avec des urines douloureuses, qui sont pris d'une ardeur vive, qui se refroidissent sans crise pour redevenir brûlants et tomber dans la torpeur, le coma et les spasmes, sont dans un état pernicieux. (Prorrh. 102.)

181. Le sommeil comateux et le refroidissement, c'est pernicieux.

182. Ceux qui sont dans un état comateux avec sentiment de lassitude et surdité, le relâchement précipité du ventre, avec évacuation de matières rouges vers la crise, les soulage.

183. Ceux qui sont dans un état comateux, qui ont de l'anxiété, des douleurs à l'hypocondre, de petits vomissements, ont des parotides ; mais auparavant il se forme au visage des tumeurs. (Prorrh. 165.)

184. Dans le cas de coma, le délire survenant subitement avec agitation, c'est un signe d'hémorragie. (Prorrh. 136.)

185. Dans le cas de coma avec anxiété, douleurs des hypocondres, expectoration fréquente et modique, il s'élève des tumeurs aux oreilles. Cet état comateux a quelque chose de spasmodique.

186. Quand il y a coma, hébétude, catoché, variations dans l'état des hypocondres, tuméfaction du ventre, dégoût, suppression des selles, petites sueurs partielles, le trouble de la respiration et l'émission d'un liquide séminiforme ne présagent-ils pas le hoquet ? Le ventre ne laisse-t-il pas échapper des matières bilieuses ? Dans ce cas, uriner une matière brillante, soulage. Chez ces malades il y a des perturbations du ventre. (Prorrh. 92.)

187. Ceux dont le cerveau est sphacélé meurent, les uns le troisième, les autres le septième jour. S'ils passent ce dernier terme, ils réchappent. Mais quand les téguments ont été divisés, ceux chez lesquels on trouve l'os désuni [d'avec les chairs] périssent.

188. Chez les individus pris de douleurs de tête après une fracture

des os postérieurs, un écoulement par le nez d'un sang abondant et épais, c'est mauvais. Ils ressentent d'abord de la douleur aux yeux, puis ils ont du frisson. Les fractures des os des tempes sont-elles suivies de spasmes? (Prorrh. 121.)

CHAPITRE IV.
DE L'OTITE AIGUE - DE LA SURDITÉ. - DES SIGNES FOURNIS PAR LES OREILLES.

189. Une douleur intense d'oreilles, avec une fièvre aiguë et quelque autre signe fâcheux, tue les jeunes gens en sept jours, et même plus tôt, s'ils ont eu préalablement un délire, et il ne s'écoule pas beaucoup de pus par l'oreille ou de sang par le nez, ou s'il ne paraît pas quelque autre signe favorable. Mais elle enlève les vieillards plus lentement et en moins grand nombre ; car chez eux la suppuration s'établit plus tôt, et ils sont moins sujets au délire ; mais beaucoup d'entre eux ont des rechutes, et alors ils périssent. (Pronost. 22.)

190. La surdité survenant dans les maladies aiguës avec trouble, c'est mauvais; c'est également mauvais dans les maladies de long cours ; elle produit dans ce cas des douleurs aux hanches. (Prorrh. 33.)

191. Dans les fièvres, la surdité resserre le ventre.

192. Les oreilles froides, transparentes, rétractées, c'est pernicieux. (Pronost. 2, initio.)

193. Dans les maladies aiguës, un bourdonnement et un tintement d'oreilles, c'est mortel.

194. Des tintements d'oreilles avec obscurcissement de la vue et sentiment de pesanteur au nez, présagent du délire et amènent une hémorragie. (Prorrh. 18.)

195. Chez ceux qui ont de la surdité avec pesanteur de tête et tension de l'hypocondre, et qui ont la vue trouble , il survient une hémorragie. (Prorrh. 147.)

196. Dans une fièvre aiguë, devenir sourd, c'est un signe de manie.

197. Ceux qui ont l'ouïe dure, qui tremblent en prenant quelque chose, qui ont la langue paralysée, qui ont de la torpeur, sont dans

un mauvais état.

198. Quand la maladie fait des progrès, la surdité, des urines rougeâtres sans dépôt, mais avec des énéorèmes, c'est un présage de délire : en pareil cas, être pris d'ictère, c'est mauvais ; l'hébétude à la suite (le l'ictère], c'est également mauvais. Il arrive que ces sujets, devenus aphones mais conservant la sensibilité, sont pris de suffocation ; quelquefois aussi leur ventre est en mauvais état. (Prorrh. 32.)

CHAPITRE V.
DES PAROTIDES.

199. Les parotides accompagnées de douleurs en s'élevant, sont funestes.

200. Dans les fièvres, des érythèmes apparaissant aux oreilles après avoir été précédés de douleurs, présagent un érysipèle qui envahira le visage. A la suite il survient des spasmes avec aphonie et résolution des forces.

201. Dans le cas de déjections fétides et abondantes, avec fièvre aiguë et tension de l'hypocondre, les parotides qui se forment lentement, tuent. (Prorrh. 158.)

202. Les parotides sont funestes chez les paraplectiques. (Prorrh. 160.)

203. Les parotides formées pendant les fièvres de long cours et ne suppurant pas, c'est mortel. En pareil cas, le ventre se relâche promptement. Ceux qui ont des parotides n'ont-ils pas des douleurs de tête ? N'ont-ils pas de petites sueurs aux parties supérieures ? N'ont-ils pas des frissons ? N'ont-ils pas un cours de ventre précipité ? Ne tombent-ils pas dans un état comateux ? L'urine n'est-elle pas aqueuse, avec des énéorèmes blancs ou bigarrés, ou très blancs et fétides? (Prorrh. 163.)

204. De petites toux accompagnées de ptyalisme, amollissent les parotides. (Prorrh. 167.)

205. Chez ceux qui ont des parotides, les urines qui arrivent promptement à coction et qui ne persévèrent pas dans cet état, sont suspectes ; en pareil cas, éprouver du refroidissement, c'est

funeste. (Prorrh. 153.)

206. Les parotides qui, clans les maladies chroniques, suppurent, mais dont le pus n'est pas parfaitement blanc et inodore, tuent, surtout les femmes.

207. Parmi les maladies aiguës, c'est surtout dans les causus que les parotides se développent. Si elles n'amènent pas de crise, et si elles n'arrivent pas à coction, ou s'il n'y a pas de saignement de nez, ou si l'urine ne dépose pas un sédiment épais, les sujets périssent; .mais la plupart de ces tumeurs s'affaissent auparavant. Il faut aussi observer si la fièvre redouble ou si elle a quelque rémission, et porter alors son jugement.

208. Quand il y a de la surdité et de la torpeur, rendre du sang par le nez a quelque chose de fâcheux. Dans ce cas, le vomissement et les perturbations abdominales sont avantageuses. (Prorrh. 141.)

209. A la suite de la surdité, il se forme ordinairement des parotides bénignes, surtout s'il y a quelque anxiété; et dans ce cas, c'est particulièrement chez les individus pris de coma que ces tumeurs apparaissent. (Prorrh. 159.)

210. Un flux de sang par le nez et des perturbations intestinales font cesser la surdité qui vient à la suite des fièvres.

CHAPITRE VI.
SIGNES TIRÉS DU VISAGE.

211. Le visage affaissé, de tuméfié qu'il était, la voix devenue plus coulante et plus faible, la respiration plus lente, présagent une rémission pour le jour suivant.

212. La décomposition du visage, c'est mortel. C'est moins dangereux si elle est causée par l'insomnie, la faim ou une perturbation abdominale : en effet, la décomposition qui provient de ces causes disparaît dans l'espace d'une nuit et d'un jour. Or, voici quelle est cette altération : yeux enfoncés, nez effilé, tempes affaissées, oreilles froides et rétractées, peau rugueuse, teinte jaunâtre ou noirâtre ; si les paupières, le nez et les lèvres prennent en outre une teinte livide ; c'est un signe de mort prochaine. (Pronost. 2, init.)

213. Le visage haut en couleur et l'air refrogné dans une maladie aiguë, c'est mauvais. La contraction du front s'ajoutant à ces signes, c'est un signe de phrénitis. (Prorrh. 49.)

214. Le visage haut en couleur et des sueurs chez des individus sans fièvre, indiquent qu'il y a des excréments anciens [dans les intestins], ou que le régime est déréglé.

215. Les érythèmes aux narines sont des signes de selles liquides.

216. Chez les empyématiques, des douleurs à l'hypocondre ou au poumon, c'est mauvais.

CHAPITRE VII.
SIGNES TIRÉS DES YEUX.

217. Quand les yeux reprennent leur éclat, que le blanc devient pur de noir ou livide qu'il était, c'est un signe de crise. Quand les yeux s'éclaircissent promptement, ils annoncent une crise prompte ; quand ils s'éclaircissent lentement, ils annoncent une crise plus lente.

218. L'obscurcissement des yeux par un nuage, le blanc devenu rouge ou livide, ou parsemé de veines noirâtres, ce n'est pas louable. Il est également suspect que les yeux fuient la lumière, ou larmoient, ou soient divergents, ou que l'un paraisse plus petit que l'autre. Il est encore funeste que les prunelles se portent souvent de côté et d'autre, qu'elles présentent à leur surface un peu de chassie ou une petite concrétion blanche, que le blanc paraisse prendre plus de dimension et le noir diminuer d'étendue, que le noir soit caché sous la paupière supérieure. Il est également funeste que les yeux s'enfoncent ou qu'ils deviennent très saillants, de sorte même que la pupille ne puisse se dilater. Avoir les paupières rétractées et immobiles ; mouvoir sans cesse les yeux ; voir les couleurs différentes de ce qu'elles sont ; ne pas clore les paupières pendant le sommeil, c'est pernicieux. La déviation de l'œil, c'est également mauvais. (Pronost. 2, in fine.)

219. De la rougeur survenant aux yeux dans une fièvre, indique un long état de souffrance du ventre.

220. Les gonflements qui se forment autour des yeux, dans la

convalescence, indiquent un relâchement précipité du ventre.

221. Dans le cas de déviation des yeux avec fièvre et sentiment de brisure, le frisson est pernicieux; ceux qui, dans ces circonstances, ont du coma sont dans un mauvais état. (Prorrh. 89.).

222. La fièvre survenant chez un individu pris d'ophthalmie, en amène la solution ; autrement on doit craindre là cécité ou la mort, ou l'un et l'autre.

223. Chez ceux qui sont affectés d'ophthalmie, quand il survient de la céphalalgie et qu'elle dure longtemps, il y a danger de perdre la vue.

224. Chez un individu pris d'ophthalmie, une diarrhée spontanée, c'est utile.

225. L'amaurose des yeux, leur immobilité, leur obscurcissement par un nuage, c'est mauvais. (Prorrh. 46.)

226. L'amaurose des yeux avec abattement, c'est un signe de spasmes prochains.

227. Dans une maladie aiguë, la fixité du regard, les mouvements brusques de l'œil, tantôt un sommeil troublé, tantôt de l'insomnie, de légères épistaxis, n'ont rien de bon.

228. Ceux qui ne sont pas brûlants au toucher, deviennent phrénétiques, surtout s'il ne survient pas d'hémorragie.

CHAPITRE VIII.
SIGNES TIRÉS DE LA LANGUE ET DES AUTRES PARTIES DE LA BOUCHE.

229. La langue pointillée dès le début [d'une maladie) mais conservant sa couleur naturelle, et puis avec le temps devenant rugueuse, livide et fendillée, c'est mortel. Quand elle devient très noire , elle présage une crise pour le quatorze. Elle est d'un très mauvais augure quand elle est noire ou verte.

230. Quand le sillon de la langue se recouvre d'un enduit blanc, c'est un signe de rémission dans la fièvre, et si cet enduit est épais, la rémission aura lieu le jour même ; s'il est plus ténu, ce sera pour le lendemain ; mais s'il est encore plus ténu, ce sera pour le surlendemain. Les mêmes phénomènes se montrant à la pointe

de la langue, présagent les mêmes choses, mais avec moins de certitude.

231. Le tremblement de la langue avec un érythème aux narines et un relâchement du ventre, quand du reste il n'apparaît aucun signe critique du côté des poumons, c'est funeste ; c'est aussi le présage de purgations précipitées et pernicieuses.

232. La langue extraordinairement ramollie, et nauséeuse, avec une sueur froide à la suite d'un relâchement du ventre, c'est le présage d'un vomissement de matières noires ; un sentiment de brisure en pareil cas, c'est mauvais.

233. Le tremblement de la langue produit quelquefois un cours de ventre ; quand elle noircit en pareil cas, c'est le présage d'une mort imminente. Est-ce que le tremblement de langue n'est pas un signe de l'égarement de l'esprit ? (Prorrh. 20.)

234. La langue épaisse et très sèche est un signe de phrénitis. (Prorrh. 3.)

235. Claquer ou grincer des dents chez un individu qui n'y est pas accoutumé dès l'enfance, est un signe de manie et de mort. Si le malade le fait étant déjà en délire, le cas est absolument mortel. Il est également pernicieux d'avoir les dents sèches. (Prorrh. 48. Pronost. 3, in fine.)

236. Le sphacèle de la dent se dissipe par un abcès à la gencive.

237. Dans le cas de sphacèle à une dent, s'il survient une fièvre intense et du délire, c'est mortel. Si les malades réchappent, il se forme des ulcérations et les os se carient.

238. Quand il se forme une collection d'humeurs au palais, le plus souvent elle arrive à suppuration.

239. Dans le cas de douleurs très vives aux gencives, il est à craindre que l'os ne se remplisse [d'humeur].

240. La lèvre contractée présage un cours de ventre bilieux.

241. Le sang coulant des gencives lorsque le ventre est relâché, c'est pernicieux.

242. Dans la fièvre, une expectoration de matières livides, noirâtres, bilieuses qui s'arrête, c'est mauvais ; mais si elle se fait convenablement, c'est avantageux.

243. Chez ceux dont les crachats sont salés et dont la toux s'arrête,

la peau rougit comme si elle était couverte d'exanthèmes ; avant la mort elle devient rugueuse.

244. De fréquents [mais inutiles efforts] pour cracher, s'il s'y joint quelque autre signe, annoncent le phrénitis. (Prorhh. 6.)

CHAPITRE IX.
SIGNES TIRÉS DE LA VOIX.

245. L'aphonie, avec résolution des forces, est très mauvaise. (Prorrh. 24 et 96.)

246. Le délire qui s'exaspère en peu de temps, est funeste ; c'est un délire férin. (Prorrh. 26.)

247. Ceux qui dans le cours d'une fièvre perdent la parole ; sans qu'il y ait de crise, meurent dans les tremblements. (Prorrh. 91.)

248. Dans une fièvre, l'aphonie qui survient d'une manière convulsive, et qui aboutit à une extase silencieuse, c'est pernicieux. (Prorrh. 54.)

249. Chez ceux qui deviennent aphones à la suite d'un excès de souffrance, la mort est très pénible. (Prorrh. 55.)

250. L'aphonie avec résolution des forces et catoché est pernicieuse. (Prorrh 96)

251. La voix entrecoupée après un - purgatif, est-ce funeste ? La plupart de ces malades ont de petites sueurs et leur ventre se relâche.

252. Dans l'aphonie, la respiration apparente comme chez les individus qui suffoquent, c'est funeste ; c'est aussi un signe de délire. (Prorrh. 25.)

253. L'aphonie à la suite de céphalalgie, quand les malades ont de la fièvre avec sueur et lâchent tout sous eux, et que le mal présente des rémissions suivies bientôt d'exacerbations, est un signe de prolongation de la maladie. Dans ce cas s'il survient du frisson, ce n'est pas funeste. (Prorrh. 94.)

254. Un délire violent avec aphonie est pernicieux.

255. L'aphonie chez les individus qui ont du frisson, c'est mortel. Ces malades sont assez ordinairement pris de céphalalgie.

256. L'aphonie, avec prostration, dans une fièvre aiguë sans sueur, est mortelle ; elle l'est moins chez un malade qui a de petites sueurs. Alors elle indique la prolongation du mal. Également ceux qui sont ainsi affectés d'aphonie à la suite d'une rechute, sont très en sûreté; mais ils sont en très grand danger ceux qui ont un saignement de nez et dont le ventre se relâche.

257. La voix aiguë et gémissante, l'amurose des yeux , c'est spasmodique ; dans ces cas les douleurs aux parties inférieures sont avantageuses. (Prorrh. 47.)

258. Avec la voix tremblante, le relâchement du ventre contre toute attente, chez des malades qui ont été longtemps clans le même état, c'est pernicieux.

259. L'aphonie complète souvent réitérée avec un état qui se rapproche du carus présage la phthisie.

CHAPITRE X.
SIGNES TIRÉS DE LA RESPIRATION.

260. La respiration fréquente et petite indique de la phlegmasie et un état de souffrance des régions diaphragmatiques; grande et se faisant à de longs intervalles , elle indique du délire ou un état spasmodique; froide elle est mortelle; brûlante et fuligineuse elle est également mortelle, mais moins que la froide. L'expiration grande et l'inspiration petite, ou l'expiration petite et l'inspiration grande, c'est assurément très mauvais ; c'est un signe de mort prochaine. Il en est de même si la respiration est lente, précipitée ou obscure, et si l'inspiration se fait à deux reprises comme chez ceux dont la respiration est entrecoupée. Mais la respiration facile dans toutes les maladies accompagnées de fièvre aiguë, et qui se jugent dans les quarante jours, a une très grande influence sur le salut des malades. (Pronost. 5.)

CHAPITRE XI.
SIGNES FOURNIS PAR L'ÉTAT DU COU ET DU PHARYNX.

261. Le cou raide et douloureux, le serrement des mâchoires,

le battement violent des vaisseaux jugulaires, la contraction des tendons, c'est pernicieux.

262. Les douleurs suffocantes au pharynx avec absence de gonflement, quand elles proviennent d'une douleur de tête, sont spasmodiques. (Prorrh. 104.)

263. L e refroidissement qui se fait sentir au cou et au dos et qui semblent gagner [ensuite] tout le corps, est spasmodique. En pareil cas les urines sont furfuracées. (Prorrh. 113.)

264. Chez ceux qui éprouvent de l'éréthisme au pharynx, il se forme ordinairement des parotides.

265. Le pharynx douloureux sans gonflement, avec agitation, c'est très pernicieux. (Prorrh. 86.)

266. Chez ceux dont la respiration est sublime, et la voix étouffée, si la vertèbre se luxe, la respiration devient, aux approches de la mort, semblable à celle de quelqu'un qui est étranglé. (Prorrh. 87.)

267. Le pharynx qui s'est irrité en peu de temps, des envies inutiles d'aller à la selle, de la douleur au front, de la carphologie, de la souffrance, sont des symptômes fâcheux s'ils s'aggravent. (Prorrh. 109.)

265. Les fortes douleurs du pharynx produisent des parotides et des spasmes.

269. Une douleur au cou et au dos, avec une fièvre aigue et des convulsions, c'est pernicieux.

270. Les douleurs du cou et des coudes produisent des spasmes qui commencent au visage. (Prorrh. 114.)

271. Les individus qui éprouvent de la gêne au pharynx sans qu'il y ait de tuméfaction, qui crachent souvent, s'ils suent pendant le sommeil, se trouvent bien. Est-ce qu'il n'est pas avantageux pour le plus grand nombre d'être soulagé par la sueur ? Dans ce cas, des douleurs aux parties inférieures sont avantageuses. (Prorrh. 114.)

272. Dans les cas de douleurs au dos et à la poitrine, la suppression d'urines sanguinolentes c'est pernicieux; la mort [quelle entraîne] est très douloureuse.

273. Une douleur de cou, c'est mauvais dans toute fièvre, mais c'est très mauvais chez ceux qui sont menacés de délire violent. (Prorrh. 73.)

274. Dans une douleur de poitrine avec fièvre, des perturbations du ventre et un état d'engourdissement, sont des signes de déjections noires.

275. Dans les maladies aiguës, quand le pharynx est rétréci, sans qu'il existe de gonflement [à l'extérieur], et qu'il est douloureux, de telle sorte que le malade ne puisse facilement ouvrir la bouche, c'est un signe de délire. Ceux qui, à la suite, deviennent phrénétiques, sont dans un état pernicieux. (Prorrh. 11.)

276. Le pharynx ulcéré dans une fièvre, avec quelque autre signe fâcheux c'est dangereux. (Pronost. 23, initio.)

277. Dans les fièvres, suffoquer instantanément, être dans l'impossibilité d'avaler les liquides, sans qu'il y ait de tuméfaction [au pharynx], c'est mauvais.

278. Ne pouvoir tourner le cou, ni avaler de liquides, c'est le plus souvent mortel.

CHAPITRE XII.
SIGNES TIRÉS DES HYPOCONDRES ET DES AUTRES PARTIES DU VENTRE.

279. L'hypocondre doit être souple, sans douleur, sans inégalité, mais, s'il y a de la plilegmasie, de l'inégalité, de la douleur, c'est le signe d'une maladie qui n'est pas exempte de danger. (Pronost. 7, initio.)

280. Une tumeur dure et douloureuse siégeant dans les hypocondres, est très mauvaise si elle en occupe toute l'étendue. Bornée à un seul côté, elle est moins dangereuse, particulièrement à gauche. Ces tumeurs apparaissant au début de la maladie, présagent une mort prompte. Si elles se prolongent an delà de vingt jours avec persistance de la fièvre, il faut s'attendre à la suppuration. Chez ces malades, il survient dans la première période un flux de sang par le nez, et cela est fort utile, car le plus ordinairement ces sujets ont mal à la tête et leur vue s'obscurcit ; s'il en est ainsi, attendez-vous au flux de sang, surtout chez les individus de trente-cinq ans ; mais n'y comptez pas autant chez ceux qui sont plus âgés. (Pronost: 7, in medio.)

281. Les tumeurs molles et indolentes se jugent plus lentement et sont moins dangereuses : mais celles qui passent soixante jours avec persistance de la fièvre arrivent à suppuration. Les tumeurs de la région de l'estomac ont la même signification que celles des hypocondres, sauf qu'elles sont moins sujettes à suppurer; celles de la région ombilicale ne suppurent pas du tout. Ces collections purulentes se forment dans une tunique [et sont situées profondément], ou bien elles sont superficielles et diffuses. Parmi ces collections, sont mortelles celles qui se rompent à l'intérieur. Quant aux autres collections purulentes, pour celles qui s'ouvrent au dehors, ce qu'il y a de plus avantageux c'est qu'elles soient circonscrites et qu'elles s'élèvent en pointe. Mais celles qui s'ouvrent intérieurement ne doivent se déceler ni par leur saillie, ni parla douleur, ni par un changement de couleur à la peau. Le contraire est très mauvais. (Pronost. 7, in fine.) Quelques-unes de ces collections ne fournissent aucun signe à cause de l'épaisseur du pus. Les tumeurs récentes des hypocondres, si elles ne sont pas accompagnées de phlegmasie, et les douleurs qui en résultent, se dissipent par un borborygme qui se forme dans les hypocondres, surtout s'il s'échappe, avec des urines ou des excréments; sinon [il soulage] en traversant l'hypocondre. Il soulage également quand il roule vers les régions inférieures [du ventre]. (Pronost. 11, in fine.)

282. Un battement dans l'hypocondre, avec trouble, c'est un signe de délire, surtout si les prunelles sont continuellement agitées. (Pronost. 7, initio.)

283. Une douleur du cardia, un battement clans les hypocondres, la fièvre s'étant refroidie à l'extérieur [et s'étant concentrée à l'intérieur], c'est mauvais, surtout si les malades ont de petites sueurs.

284. Des douleurs qui envahissent l'hypocondre, sont funestes, surtout si elles relâchent le ventre : elles sont encore plus mauvaises quand elles se développent rapidement. Les parotides qui se forment à la suite de ces douleurs, présentent un mauvais caractère. Il en est de même des autres dépôts purulents.

285. La cardialgie accompagnée de tranchées, fait sortir des vers.

286. Chez un homme âgé, une douleur au cardia revenant fréquemment présage une mort subite.

287. Chez ceux dont les hypocondres sont météorisés, la suppression des selles, c'est mauvais, surtout chez les individus depuis longtemps attaqués de plithisie et chez ceux qui ont le ventre [habituellement] relâché.

288. La phlegmasie de l'hypocondre a tourné à suppuration chez ceux qui rendent des selles noires peu avant de mourir

289. La tension des hypocondres avec chaleur vive et anxiété chez un individu pris de céphalalgie, développe des parotides. (Prorrh. 169.)

290. Chez les sujets bilieux, quand les hypocondres sont gonflés, la respiration grande et une fièvre aiguë, développent des parotides. (Prorrh. 164.)

291. Dans les fièvres, quand il .y a douleur aux hypocondres avec borborygmes, s'il survient une douleur aux lombes, le plus souvent elle lâche le ventre, à moins que des vents ne s'échappent. en tumulte, ou qu'il ne s'écoule beaucoup d'urines.

292. Dans les affections chroniques des hypocondres, avec déjections fétides, les dépôts [qui se forment] auprès des oreilles, tuent. (Prorrh. 158.)

293. Dans le cas de douleurs aux hypocondres, le ventre rendant peu à peu des matières faiblement visqueuses [et] peu excrémentielles, les malades prennent une couleur verdâtre, et il peut survenir une hémorragie.

294. Les sujets qui, sans fièvre, sont pris subitement d'une douleur à l'hypocondre, au cardia, aux jambes et aux parties inférieures, et dont le ventre se tuméfie, une saignée et un cours de ventre les délivrent. Il est dangereux pour eux d'être pris de fièvre, car ce sont des fièvres longues et violentes qui s'allument ; il arrive aussi de la toux, de la dyspnée et des hoquets. Lorsque ces malades sont sur le point d'être délivrés, il survient une forte douleur aux hanches ou aux jambes, ou un crachement de pus, ou la perte de la vue.

295. Ceux qui éprouvent de la douleur aux hypocondres, au cardia, au foie, à la région ombilicale, sont sauvés s'il survient des selles sanguinolentes. S'ils n'en rendent pas de telles, ils meurent.

296. Ceux dont les hypocondres ne sont pas souples, dont le visage est fortement coloré, ne sont point délivrés sans un saignement de

nez abondant, ou un spasme, ou une douleur des hanches.

297. Dans la fièvre, des douleurs aux hypocondres avec aphonie, qui se dissipent sans sueurs, c'est mauvais : dans ce cas il survient des souffrances aux hanches. (Prorrh. 90.)

298. Les battements à l'abdomen, dans une fièvre, produisent des extases. [Il arrive aussi] une hémorragie avec horripilation. (Prorrh. 144.)

299. Dans la fièvre, les douleurs qui se portent violemment aux hypocondres et qui se dissipent sans sueur, sont de mauvais caractère. En pareilles circonstances, des douleurs qui se déclarent aux hanches avec une fièvre causale, le ventre s'étant relâché subitement et copieusement, c'est pernicieux. (Prorrh. 90.)

300. Les douleurs avec battements à l'ombilic ont quelque chose qui présage l'égarement de l'esprit ; mais vers la crise, les malades rendent fréquemment par le bas une grande quantité de phlegme avec douleur. (Prorrh. 36.)

304. Le météorisme du ventre, avec suppression des selles, c'est mauvais, surtout chez les individus depuis longtemps attaqués de phthisie, et chez ceux dont le ventre est habituellement relâché.

302. Quand des parotides se développent chez des individus qui éprouvent de l'anxiété par suite d'une douleur à l'hypocondre , elles les tuent.

303. Les tumeurs inflammatoires et douloureuses du ventre dans les fièvres avec horripilation et dégoût, si le ventre ne s'humecte pas un peu et s'il ne survient pas de purgation, tournent à suppuration.

CHAPITRE XIII.
SIGNES FOURNIS PAR LES LOMBES.

304. Une sensation pénible au-dessus de l'ombilic et une douleur des lombes qui ne cèdent pas à un purgatif, aboutissent à une hydropisie sèche.

305. Les douleurs chroniques des lombes qui redoublent avec une fièvre du type tierce [en suivant ce même type], font rendre du sang grumeux par les selles.

306. Les douleurs des lombes donnent lieu à des hémorragies.

307. Les hémorragies qui succèdent à une douleur des lombes se font largement.

308. Les individus chez lesquels une douleur remonte des lombes à la tête, dont les mains sont engourdies, qui ont des douleurs au cardia et des tintements d'oreilles, sont pris de grandes hémorragies, de diarrhées copieuses, et le plus souvent de troubles de l'esprit. (Prorrh. 139.)

309. Les maladies qui débutent par une douleur au dos, sont d'une solution difficile.

310. Dans le cas de douleur lombaire intense, de déjections abondantes, après avoir pris de l'ellébore, vomir à plusieurs reprises des matières spumeuses, soulage.

311. Un flux de sang dissipe la déviation du rachis et la dyspnée.

312. De la cardialgie survenant quand les lombes sont douloureuses, annonce un flux hémorroïdal, ou indique qu'il y en a eu un. (Prorrh. 130.)

313. Des douleurs qui se transportent des lombes au cou et à la tête, en produisant une sorte de résolution paraplégique, indiquent des spasmes et du délire. Cet état sera-t-il dissipé par des spasmes ? ou bien le ventre deviendra-t-il malade, ces individus restant dans la même situation ? (Prorrh. 118.)

314. La déviation des yeux, par métastase d'une douleur lombaire, c'est mauvais. (Prorrh. 69.)

315. Une douleur fixée à la poitrine avec engourdissement, c'est mauvais; si elle se complique de fièvre, les malades sont rapidement enlevés. (Prorrh. 70.)

316. Si, par suite d'une métastase de douleurs lombaires sur le cardia, les malades ont de la fièvre, des frissonnements, s'ils vomissent des matières ténues, aqueuses, s'ils sont pris de délire et d'aphonie, s'ils vomissent des matières noires, ils meurent. (Prorrh. 83.)

317. Les souffrances chroniques des lombes et de l'intestin grêle, les douleurs aux hypocondres, le dégoût avec fièvre, s'il survient une céphalalgie intense, tuent rapidement le malade, dans une sorte d'état spasmodique. (Prorrh. 100.)

318. Ceux qui ont des douleurs aux lombes sont dans un mauvais état. Ne leur survient-il pas des tremblements, et leur voix n'est-elle pas comme dans le frisson ?

319. Chez les individus qui ont des douleurs aux lombes, des nausées sans vomissements, un délire un peu furieux, ne doit-on pas s'attendre à des selles noires ? (Prorrh. 85.)

320. La douleur des lombes chez un individu qui a de la cardialgie, avec de violents efforts d'expectoration, a quelque chose de spasmodique. (Prorrh. 106.)

321. Le frisson pendant la crise est redoutable. (Prorrh. 107.)

322. Une douleur des lombes qui survient fréquemment sans cause apparente annonce une maladie de mauvais caractère.

323. Une douleur des lombes avec chaleur brûlante et anxiété, c'est funeste. (Prorrh. 42.)

324. La tension des lombes par suite de pléthore menstruelle, amène de la suppuration : et, dans les circonstances qui viennent d'être indiquées, des menstrues variées, visqueuses, fétides, accompagnées de suffocations, amènent aussi de la suppuration. Je pense même que les femmes auront un peu de délire.

325. Ceux qui ont une douleur aux lombes et au côté, sans cause appréciable, deviennent ictériques.

CHAPITRE XIV.
SIGNES TIRÉS DES HÉMORRAGIES.

326. Dans les jours critiques, les refroidissements violents qui viennent à la suite d'hémorragie, sont très mauvais. (Prorrh. 134.)

327. L'hémorragie nasale, du côté opposé à celui du mal, c'est funeste; par exemple, celle de la narine droite, dans le gonflement de la rate ; [il en est] de même à l'égard des hypocondres. (Prorrh. 125.)

328. Les blessures accompagnées de petits frissons, d'hémorragies, sont des blessures de mauvais caractère. Les malades meurent en parlant, sans qu'on s'en doute. (Prorrh. 128)

329. Quand il y a au cinquième jour une forte hémorragie, du

frisson au sixième, du refroidissement au septième, puis un prompt retour de là chaleur fébrile, le ventre est en mauvais état.

330. Après une hémorragie, des selles noires c'est mauvais ; des selles très rouges érugineuses, c'est également funeste. Ces hémorragies arrivent le quatrième jour. Les malades qui, à la suite, tombent dans un état comateux, meurent dans les spasmes après une évacuation de matières noires, et un gonflement du ventre. (Prorrh. 127.)

331. Après une hémorragie et des selles noires, la surdité dans une maladie, c'est mauvais. Dans ce cas une évacuation du sang par les selles, c'est pernicieux. La surdité délivre [de ce flux de sang]. (Prorrh. 129.)

332. Chez ceux qui ont des hémorragies prolongées, le ventre devient malade après quelque temps, à moins qu'il n'arrive des urines cuites. Des urines aqueuses ne présagent-elles pas quelque chose de semblable ? (Prorrh. 133.)

333. Ceux qui à la suite d'une large et abondante hémorragie ont des déjections alvines, et qui sont repris d'hémorragie quand ces déjections se suppriment, ont le ventre douloureux, mais s'il survient un écoulement de sang ils se trouvent mieux. N'ont-ils pas des sueurs froides abondantes ? En pareil cas les urines troubles ne sont pas mauvaises, non plus qu'un sédiment séminiforme : mais les malades rendent le plus souvent des urines aqueuses (Prorrh. 140.)

334. Quand une petite hémorragie survient dans le cas de surdité et d'engourdissement, il y a quelque chose de fâcheux ; dans ce cas un vomissement et des perturbations du ventre sont avantageuses. (Prorrh. 141.)

335. Au début des maladies les brandes hémorragies humectent le ventre à l'époque de la convalescence.

336. De larges hémorragies du nez, arrêtées par des moyens violents, occasionnent quelquefois des spasmes. La saignée les fait cesser. (Prorrh. 145.)

337. Une épistaxis est fâcheuse le onzième jour ; surtout si elle se réitère. (Prorrh. 148.)

338. Pendant une grande hémorragie, le hoquet on des spasmes,

c'est mauvais.

339. Chez les individus parvenus à leur septième année, la décoloration, la dyspnée en marchant, l'envie de manger de la terre, indiquent la corruption du sang et la résolution des forces.

340. Des flux de sang peu abondants arrivant dans les maladies de long cours, sont pernicieux.

341. Une hémorragie nasale dissipe l'obscurcissement ténébreux de la vue, si elle arrive au début.

342. Le refroidissement général, avec de petites sueurs, a la suite d'épistaxis, est [un signe] de mauvais caractère. (Prorrh. 7 26.)

343. Une évacuation sanguine dans le cas, de refroidissement avec torpeur, c'est mauvais.

344. Une hémorragie après un resserrement du ventre et des frissons pendant cette hémorragie, produisent de la lienterie, ou durcit le ventre, ou fait rendre des ascarides, ou produit l'un et l'autre accident. (Prorrh. 135.)

345. Quand il y a des hémorragies à des époques réglées, et que ces hémorragies n'ayant pas lieu, il survient de la soif [du malaise], de la prostration, les malades meurent dans un état épileptiforme. (Prorrh. 131.)

346. A la suite d'hémorroïdes qui ont flué faiblement et peu longtemps, l'obscurcissement de la vue par des nuages, est un signe de paraplégie ; la saignée en délivre ; en général tout ce qui paraît ainsi présage quelque chose de mauvais.

CHAPITRE XV.
DES TREMBLEMENTS ET DES SPASMES.

347. Ceux dont tout le corps palpite, ne meurent-ils pas aphones? (Prorrh. 30.)

348. Les tremblements spasmodiques qui surviennent pendant la sueur, sont sujets à récidive. La crise arrive chez les malades qui ont eu des frissons, et ces frissons sont provoqués par une chaleur très vive du ventre. En pareil cas un sommeil profond est un indice de spasmes, de même que la pesanteur du front et la dysurie.

(Prorrh. 405.)

349. Dans les affections hystériques, sans fièvre les spasmes n'ont rien de dangereux. (Prorrh. 119.)

350. Chez un fébricitant, quand il n'y a point de sueur, une expectoration spasmodique abondante est de bon caractère; dans ce cas, le ventre se lâche un peu : peut-être aussi se fera-t-il des dépôts aux articulations. (Prorrh. 122.)

351. Ceux qui au milieu de spasmes, ont les yeux étincelants et fixes, n'ont pas l'esprit présent, et sont plus long temps malades. (Prorrh. 124.)

352. Les paroxysmes qui reviennent d'une manière spasmodique avec catoché, développât des parotides. (Prorrh. 161.)

353. Chez les malades pris de tremblements et d'anxiétés les petites tumeurs qui s'élèvent près des oreilles présagent des spasmes, quand l'état du ventre est mauvais. (Prorrh 162.)

354. La fièvre survenant dans un état spasmodique ou tétanique le fait cesser.

355. Un spasme à la suite d'une blessure c'est mortel.

356. Un spasme survenant pendant la fièvre, c'est pernicieux; mais moins chez les enfants.

357. Ceux qui sont âgés de plus de sept ans ne sont pas pris de spasmes dans la fièvre, sinon c'est funeste.

358. L'invasion d'une fièvre aiguë fait cesser le spasme, lorsqu'elle n'existe pas avant lui ; lorsqu'elle existe déjà [quand le spasme survient, elle le fait cesser] en redoublant. Sont également avantageux un flux abondant d'urines vitrées, un cours de ventre, le sommeil. La fièvre, ou le cours de ventre font cesser les spasmes dont l'invasion est subite.

359. Dans les spasmes la mutité prolongée c'est mauvais ; de courte durée, elle présage une apoplexie ou de la langue, ou d'un bras, ou des parties droites. Elle est dissipée par un flux subit d'urines abondantes et précipitées.

360. Les sueurs qui viennent peu à peu sont utiles ; celles qui arrivent précipitamment, de même que les évacuations sanguines précipitées, sont nuisibles.

361. Dans le cas de tétanos et d'opisthotonos, les mâchoires

paralysées, c'est mortel. Il est également mortel de suer dans l'opisthotonos, d'avoir le corps paralysé, et de rejeter par les narines [ce qu'on introduit dans la bouche], ou de crier et de parler beaucoup après avoir eu d'abord de l'aphonie : car cela présage la mort pour le lendemain.

362. Les urines séminiformes résolvent les fièvres avec opisthotonos.

CHAPITRE XVI.
DE L'ESQUINANCIE.

363. Les esquinancies qui ne se traduisent par aucune modification soit au cou, soit au pharynx, mais qui causent une grande suffocation et de la dyspnée, tuent le jour même et le troisième. (Pronost. 23, initio.)

364. Celles qui sont accompagnées de tuméfaction et de rougeur au cou, causent, il est vrai, les mêmes accidents, mais avec plus de lenteur. (Pronost. 23, in medio.)

365. Chez ceux dont le pharynx, le cou, la poitrine rougissent, la maladie se prolonge davantage. C'est surtout de cette espèce d'esquinancie qu'on réchappe, si la rougeur ne rétrocède pas ; mais si elle disparaît, si la matière ne se rassemble pas en tumeur au dehors, si, le malade ne crache pas de pus facilement et sans douleur, et si la disparition n'arrive pas dans un des jours critiques, le cas devient pernicieux. Ces malades ne deviennent-ils pas empyématiques ? Il n'y a aucun danger quand la rougeur et les dépôts se portent surtout au dehors. (Pronost. 23, in medio.)

366. Il est avantageux que l'érysipèle se développe au dehors, mais il est mortel qu'il se porte en dedans : or il s'y porte lorsque, après la disparition de la rougeur, on sent un poids à la poitrine, et qu'on respire plus difficilement.

367. Parmi ceux dont l'esquinancie rétrocède sur le poumon, les uns périssent en sept jours, les autres réchappent, mais deviennent empyématiques, s'il ne leur survient pas une évacuation de matières phlegmatiques par les voies supérieures. (Pronost. 23, in medio.)

368. Pendant un violent accès de suffocation s'il s'échappe

subitement des excréments, c'est mortel.

369. Dans les cas d'esquinancie, les crachats peu délayés, quand le pharynx n'est pas tuméfié, c'est mauvais.

370. Les tumeurs de la langue qui accompagnent l'esquinancie, lorsqu'elles disparaissent sans signe critique, sont pernicieuses. Les douleurs qui cessent sans cause appréciable sont également pernicieuses.

371. Dans les cas d'esquinancie, les malades qui ne rendent pas promptement de crachats cuits, sont dans un état pernicieux.

372. Dans l'esquinancie, les douleurs avec fièvre qui se portent à la tête sans signe [critique], sont pernicieuses.

373. Dans l'esquinancie les douleurs avec fièvre qui se portent aux jambes sans signe [critique], sont pernicieuses.

374. Dans le cas d'esquinancie, une douleur non critique qui se déclare à l'hypocondre, avec prostration et torpeur, tue à l'improviste bien que le mal semble très modéré.

375. Dans le cas d'esquinancie, quand la tuméfaction disparaît sans signe, une douleur intense qui se porte à la poitrine et au ventre provoque des selles purulentes ; au reste c'est un signe de solution.

376. Parmi les esquinancies, sont pernicieuses toutes celles qui ne traduisent pas à l'extérieur la douleur qu'elles causent : quant aux douleurs qui se portent aux jambes, elles durent longtemps et viennent difficilement à suppuration.

377. Pendant le cours d'une esquinancie, des crachats visqueux, épais, très blancs, péniblement expectorés, c'est mauvais. Toute coction de cette nature, c'est mauvais. Une purgation abondante par les voies inférieures fait périr ces malades avec des symptômes de paraplégie.

378. Pendant le cours d'une esquinancie, des crachats fréquents, peu délayés, accompagnés de toux et de douleur de côté, sont pernicieux : s'il y a de la toux pendant qu'on boit, et si la déglutition est pénible, c'est funeste.

CHAPITRE XVII.
DE LA PLEURÉSIE, DE LA PÉRIPNEUMONIE, DES EMPYÈMES.

379. Parmi les pleurétiques, ceux qui dès le début rendent des crachats entièrement purulents, meurent le troisième ou le cinquième jour : s'ils passent ces jours et ne sont pas beaucoup mieux, la suppuration commence à s'établir le septième, ou le neuvième, ou le onzième jour.

380. Parmi les pleurétiques, ceux qui ont de la rougeur à la région dorsale et dont les épaules s'échauffent beaucoup, dont le ventre se trouble et rend des selles bilieuses et très fétides, courent un grand danger le vingt et unième jour ; s'ils passent ce terme ils sont sauvés.

381. Les pleurésies sèches et sans crachats sont les lus fâcheuses. Sont également redoutables les pleurésies dans lesquelles des douleurs se portent aux parties supérieures.

382. Les pleurésies sans tiraillements spasmodiques sont plus dangereuses que celles avec tiraillements spasmodiques.

383. Les pleurétiques qui dès le début ont la langue bilieuse, sont jugés le septième jour : ceux qui ne l'ont que le troisième ou le quatrième jour, sont jugés vers le neuvième.

384. Si dès le début il paraît sur la langue quelque bulle livide, telle, qu'il s'en forme sur l'huile lorsqu'on y trempe un fer rouge, la solution de la maladie devient plus difficile et la crise est différée jusqu'au quatorze. Les malades, en général, crachent du sang.

385. Dans les pleurésies, les crachats commençant à se cuire et à film expectorés le troisième jour, hâtent la solution; si c'est plus lard, ils la retardent.

386. Dans les pleurésies il est avantageux que les douleurs [se calment], que le ventre s'amollisse, que les crachats sortent colorés, qu'il ne se fasse pas de murmures dans la poitrine, et que l'urine coule bien. Les phénomènes contraires sont fâcheux, comme aussi les crachats douceâtres.

387. Les pleurésies bilieuses et en même temps sanguines, se jugent en général le neuvième ou le onzième jour: et celles-là

surtout se guérissent. Les pleurétiques, dont les douleurs, d'abord modérées, redoublent le cinquième ou le septième jour, atteignent ordinairement le douzième, mais rarement ils en réchappent : c'est surtout le septième et le douzième jour qu'ils sont en danger: toutefois, s'ils passent deux septénaires ils sont, sauvés.

388. Les pleurétiques chez lesquels il se fait par les crachats beaucoup de murmures dans la poitrine, dont le visage est abattu, dent les yeux sont jaunâtres et troubles, sont perdus.

389. Ceux qui deviennent empyématiques par suite d'une pleurésie, expectorent [complètement] le pus dans les quarante jours qui suivent l'ouverture [de l'empyème.]

390. Dans toutes les pleurésies et les péripneumonies, il faut que les crachats soient expectorés facilement et de bonne heure, que la partie jaune y soit intimement mélangée; car expectorés longtemps après l'invasion de la douleur, jaunes ou sans mélange, et provoquant une forte toux, ils sont funestes. Sont tout à fait mauvais les crachats d'un jaune pur, les visqueux, les blancs, les arrondis, ceux fortement colorés en vert, les spumeux, les livides et les éruginaux. Sont encore plus mauvais les crachats si peu mélangés qu'ils paraissent noirs. (Pronost. 14, initio.) Si le jaune est mélangé avec un peu de sang au début de la maladie, c'est un signe de guérision; mais le septième jour ou plus tard, c'est un signe moins rassurant. Les crachats très imprégnés de sang, ou livides dès le commencement, sont dangereux. Sont également funestes les crachats spumeux, les jaunes, les noirs, les éruginaux, les visqueux et ceux qui se colorent promp-temeut. Les crachats muqueux et fuligineux se colorent promptement et sont plus rassurants. Ceux qui arrivent dans les cinq [premiers] jours à la couleur de la coelion, sont meilleurs.

391. Tout crachat qui ne dissipe pas la douleur est funeste : celui qui la dissipe est avantageux. {Pronost. 14, in fine.)

392. Tous ceux qui, en même temps qu'ils ont une expectoration bilieuse, crachent du pus, séparément ou mélangé avec la bile, meurent en général le quatorzième jour, à moins qu'il ne survienne quelqu'un des bons on des mauvais signes qui ont été décrits ; s'il n'en survient aucun, la mort arrive comme il a été dit, surtout chez ceux qui ont commencé à cracher ainsi le septième jour. (Prorrh.

15, initio.)

393. Il est bon en pareils cas, et dans toutes les maladies des poumons, de supporter facilement la maladie, d'être délivré de la douleur, d'expectorer sans gêne, de respirer librement, de n'être pas altéré, d'avoir une chaleur et une souplesse uniforme de tout le corps, de présenter dans le sommeil, les sueurs, les urines et les selles, les signes avantageux : les phénomènes contraires sont mauvais. Si donc tous ces avantages se trouvent réunis avec une telle expectoration, le malade réchapperait : mais si les uns se rencontrent sans les autres, il [ne] vivra pas plus de quatorze jours; et quand il s'y joint des symptômes contraires, il meurt plus vite. (Pronost. 15, in fine.)

394. Toutes les douleurs qui siègent dans ces régions, et qui ne se dissipent ni par l'expectoration ni par la saignée, ni par le régime, entraînent la suppuration. (Pronst. 15., initio.)

395. Tous ceux qui à la suite de péripneumonie ont aux oreilles ou aux parties inférieures des dépôts qui suppurent et deviennent fistuleux, sont sauvés. Ces dépôts arrivent lorsque la fièvre et la douleur persistent et que les crachats [ne] sortent pas en quantité convenable ; que les selles ne sont pas bilieuses, qu'elles sont fluides et sans mélange, que l'urine n'est pas fort épaisse, et ne forme pas un dépôt abondant, et que d'ailleurs il se montre d'autres signes de salut. Or, ces dépôts se forment, aux parties inférieures, quand une phlegmasie s'est déclarée aux hypocondres; aux parties supérieures, quand l'hypocondre est souple et indolent et que les malades sont: pris pendant quelque temps d'une dyspnée qui disparaît sans cause évidente. (Pronost. 18, initio.)

396. Les dépôts qui se forment aux jambes dans les péripneumonies très dangereuses, sont tous utiles. Les meilleurs sont ceux qui arrivent lorsque les crachats deviennent purulents de jaunes qu'ils étaient. Mais si les crachats ne sortent, pas en proportion convenable, si les urines ne déposent pas un bon sédiment, le sujet court risque d'être boiteux ou de donner beaucoup d'embarras au médecin; mais si les dépôts rétrocèdent sans que le fièvre cesse, et sans que l'expectoration se fasse, le malade est dans le danger de mort ou de délire. (Pronost. 18, in medio.) Les péripneumoniques qui n'ont pas été purgés [des crachats] dans les jours dctétoires, et

qui ont passé les quatorze jours avec du délire, courent le danger de devenir empyématiques.

397. Les péripneumonies qui résultent de la répercussion d'une pleurésie, sont moins dangereuses que celles qui débutent d'emblée .

398. Ceux qui ont le corps dense et qui se livrent aux exercices gymnastiques, sont plus vite enlevés par les pleurésies ou les péripneumonies que ceux qui ne se livrent pas [à ces exercices] .

399. Il est mauvais que le coryza et l'éternnment précèdent et viennent compliquer la péripneumonie. Dans les autres maladies l'éténument n'est pas sans utilité. (Pronst. 14 in medio.)

400. Chez les péripneumoniques, quand la langue est tout entière blanche et rugueuse, les deux parties du poumon sont enflammées; lorsqu'il n'y en a qu'une moitié, c'est la partie correspondante du poumon qui est enflammée. Quand la douleur se fait sentir à une seule des clavicules, un des lobes supérieurs du poumon est malade. Quand elle se porte aux deux clavicules, les deux lobes du poumon sont entrepris. Quand elle se fixe au milieu de la poitrine, le lobe moyen est malade; quand c'est à la base, c'est le lobe inférieur qui est entrepris : quand un côté tout entier est douloureux, toute la partie correspondante du poumon est malade. Si les bronches sont tellement enflammées qu'elles s'appliquent contre la plèvre, la partie du corps correspondante est paralysée, et il se forme des taches livides (des ecchymoses) sur Le thorax. Les anciens appelaient ces malades frappés. Mais si elles ne s'enflamment pas assez violemment pour s'appliquer contre la plèvre, la douleur est à la vérité générale, néanmoins les malades ne sont pas paralysés et ils n'ont pas de taches livides.

401. Quand le poumon tout entier et le cœur sont enflammés du manière à s'appliquer contre les parois de la poitrine, le malade est entièrement paralysé ; il gît froid et insensible et meurt le deuxième ou le troisième jour : mais si le cœur n'est pas entrepris en même temps, ou s'il l'est moins, les malades vivent plus de temps, quelques-uns même réchappent.

402. Chez ceux qui deviennent empyématiques, surtout par suite de pleurésie et de péripneumonie, la chaleur est continuelle, faible le jour, mais plus forte la nuit; il n'y a point d'expectoration notable,

il survient des sueurs au cou, à la clavicule.; les yeux s'enfoncent, les joues rosissent, les doigts des mains sont chauds et rugueux, les ongles se recourbent et se refroidissent; il s'élève des tumeurs aux pieds et des phlyctènes sur tout le corps ; l'appétit est perdu. Tels sont les signes que présentent les empyèmes dont la marche est chronique. (Pronost. 17, initio.) Ceux qui s'ouvrent promptement se reconnaissent aux signes qui accompagnent [la suppuration] et aux douleurs qui se font sentir dès le début s'il survient en même temps plus de dyspnée. (Pronost.. 17, in med.) La plupart des empyèmes s'ouvrent, ceux-ci le vingtième, ceux-là le quarantième, quelques-uns le soixantième jour. Chez ceux qui dès le début ont une douleur intense, de la dyspnée, de la toux avec expectoration, attendez-vous a la rupture de l'empyème pour le vingtième jour ou même plus tôt. Chez ceux qui présentent ces symptômes plus modérés, l'ouverture sera réglée en proportion. On calculera en partant du moment où pour la première fois le malade a été pris de douleur, de pesanteur, de fièvre et de frisson. La douleur, la dyspnée, un ptyalisme doivent nécessairement précéder la rupture [des empyèmes.] (Pronost, 16, initio.) Ceux que la fièvre quitte aussitôt que la rupture a eu lieu et qui recouvrent l'appétit, qui expectorent facilement un pus blanc, inodore, lié, d'une couleur uniforme et non phlegmatique (non séreux) et qui rendent par en bas des matières un peu compactes, sont en général promptement guéris. Mats ceux que la fièvre ne quitte pas, qui sont altérés, sans appétit, et dont le pus est livide ou verdâtre, ou phlegmatique, ou spumeux, dont le ventre est relâché, meurent. Quant à ceux qui présentent quelques-uns de ces phénomènes sans les autres, les uns meurent, les autres guérissent après un long espace de temps. (Pronost. 17, in fine.)

403. Ceux qui sent menacés d'empyèmes expectorent des crachats d'abord salés et ensuite plus doux.

404. Ceux chez lesquels il se forme des abcès dans le poumon, rendent le pus dans les quarante jours qui suivent la rupture [de cet abcès] ; s'ils dépassent ce terme [sans être purgés], ils deviennent en général phtisiques.

405. Dans le cas de douleur de côté, un flux de sang par les narines est mauvais.

406. Les empyématiques qui vont mieux, et qui expectorent des crachats fétides, une rechute les tue.

407. Ceux qui, dans les cas de pleurésie rendent des crachats purulents, un peu bilieux, arrondis, ou purulents et sanguinolents, tombent après quelque temps dans un état pernicieux. Sont également dans un état pernicieux, ceux qui crachent des matières noires, fuligineuses, ou dont les crachats semblent colorés par un vin d'un rouge très foncé.

408. Ceux qui crachent du sang écumeux et souffrent à l'hypocondre droit, le crachent du foie, et périssent pour la plupart.

409.. Ceux chez lesquels la sucussion fait rendre un pus bourbeux et fétide, périssent pour la plupart.

410. Ceux dont le pus colore une sonde comme elle le serait par le feu, périssent pour la plupart. (Pronost. 18, in fine.)

411. Les individus qui ont: mie douleur de côté, mais non pleurétique et qui éprouvent des perturbations du ventre avec déjection de matières ténues, deviennent phrénétiques.

412. Dans les maladies du poumon, un flux de sang d'un rouge très foncé, c'est funeste.

413. Des crachats visqueux et salés avec enrouement, c'est mauvais. Si en outre il se forme quelque tuméfaction à la poitrine, c'est mauvais. Des douleurs survenant au cou alors que ces tumeurs ont disparu, c'est pernicieux.

414. L'enrouement avec toux et relâchement du ventre, fait évacuer du pus par en haut.

415. Dans une péripneumonie, quand les urines épaisses au début deviennent ensuite ténues avant le quatrième jour, c'est mortel.

416. Ceux qui étant affectés de péripneumonies sèches, expectorent une petite quantité de matières cuites, sont dans un état inquiétant.

417. Les érythèmes qui, en pareils cas, s'étendent sur la poitrine, sont funestes.

418. Quand une douleur de côté, qui s'est montrée pendant une expectoration bilieuse, disparaît sans cause légitime, les malades tombent dans le transport. (Prorrh. 97)

419. Les fièvres rémittentes déterminées par l'empyème, sont le

CHAPITRE XVII.

plus souvent accompagnées de petites sueurs.

420. La surdité survenant chez les empyématiques présage des selles sanguinolentes. Chez, ces sujets il y a des selles noires aux approches de la mort.

421. Une douleur de côté avec fièvre chronique, présage une expectoration de pus.

422. Ceux qui ont des frissonnement réitérés deviennent empyématiques : du reste chez ces individus la fièvre détermine l'empyème.

423. Ceux qui par suite d'une douleur de côté perdent l'appétit, éprouvent quelques symptômes de cardialgie, se couvrent de sueurs, ont le visage coloré, et le ventre plus relâché [que d'habitude], sont attaqués d'empyèmes dans les poumons.

424. L'hydropisie sèche donne lieu à l'orthopnée.

425. Les tiraillements spasmodiques sont tous fâcheux, causent à leur début des douleurs intenses, et laissent après eux un souvenir pénible ; mais les plus fâcheux sont ceux de la poitrine.

426. Ils mettent plus particulièrement en danger les malades qui ont en même temps un vomissement de sang, une fièvre violente, des douleurs sous le sein, dans le thorax et dans le dos ; car ceux qui présentent tous ces symptômes meurent promptement ; mais ceux chez lesquels ils ne sont ni réunis ni très intenses, meurent plus tard. Ils sont dans un état phlegmasique très prononcé pendant quatorze jours.

427. Pour ceux qui crachent du sang, il est avantageux d'être sans fièvre, de tousser un peu, d'avoir une légère douleur ; il l'est également que les crachats s'atténuent vers le quatorzième jour. Mais être pris dune fièvre et d'une douleur intense, avoir une toux violente, cracher sans cesse un sang tout récemment extravasé, c'est très nuisible.

428. Chez tous les malades dont un côté de la poitrine est plus développé et plus chaud [que l'autre], et qui en se couchant sur le côté opposé y ressentent un poids qui pèse de haut en bas, il y a du pus dans le coté [plus chaud et plus développél. (Pronst. 16. in fine.)

429. Pour ceux qui ont un empyème dans le poumon, rendre du

pus par les selles, c'est mortel.

430. Ceux qui sont blessés à la poitrine, et dont la plaie se cicatrise extérieurement et non intérieurement, courent le danger de devenir empyématiques. Chez ceux dont la cicatrice est faible en dedans, elle se rouvre facilement.

431. Ces vieillards meurent surtout d'empyèmes consécutifs à la péripneumonie, les jeunes gens meurent plutôt des autres espèces [d'empyènes]. (Pronost. 18, in fine.)

432. Ces empyématiques chez lesquels la succussion par les épaules fait entendre beaucoup de bruit, ont moins de pus que ceux qui respirent un peu plus difficilement, et qui ont le teint plus coloré. Mais ceux chez lesquels on n'entend aucun bruit, dont la dyspnée est très forte, et qui ont les ongles livides, sont remplis de pus, et sont dans un état pernicieux. sueur.

CHAPITRE XVIII.
DE LA PHTHISIE ET DES MALADIES DU FOIE

433. Ceux qui vomissent un sang écumeux, sans douleur au-dessous du diaphragme, te rejettent du poumon ; ceux chez qui la grande veine se rompt dans le poumon, vomissent du sang en abondance et sont dans un danger imminent; ceux chez qui une plus petite vaine se rompt, rejettent moins de sang et sont plus en sûreté.

434. Les phtisiques dont les crachats jetés dans le feu exhalent une forte odeur de viande brûlée, et dont les cheveux tombent, sont perdus.

435. Quand les phtisiques crachent dans l'eau de mer, et que le pus tombe au fond, le danger est imminent. L'eau doit être dans un vase de cuivre.

436. Les phtisiques dont les cheveux tombent, périssent par la diarrhée : et tous les phtisiques chez lesquels la diarrhée survient, meurent.

437. La suppression des crachats dans les phtisies amène un délire loquace. Dans ce cas, on peut s'attendre à un flux de sang hémorroïdal.

438. Les phtisies les plus dangereuses sont celles qui viennent de la rupture des gros vaisseaux, et d'un catarrhe qui est. tombé de la tête.

439. L'âge le plus dangereusement exposé à la phtisie est celui de dix-huit à trente-cinq ans.

440. Chez les phtisiques quand le corps est le siège d'un prurit, après la suppression des selles, c'est mauvais.

441. Chez ceux qui ont une prédisposition constitutionnelle à la phtisie, des fluxions avec fièvre sur les dents et les gencives, c'est mauvais.

442. Chez tous les individus, le météorisme des hypocondres, c'est mauvais, mais c'est très mauvais chez les phtisiques.

443. Parmi [les phtisiques] depuis longtemps malades et qui se consument sans espoir de guérison, quelques-uns sent pris de frisson avant la mort.

444. Une éruption de boutons qui ont l'apparente d'écorchures, décèle une phtisie constitutionnelle.

445. Dans la phtisie, ceux qui ont de la dyspnée causée par la sécheresse et qui expectorent beaucoup de matières crues .sont dans un état pernicieux.

446. Chez les hépatiques, une expectoration abondante de crachats sanguinolents, ou purulents au centre, ou bilieux et sans mélange, devient promptement mortelle.

447. Chez les hépatiques, la colliquation avec enrouement, c'est mauvais, surtout s'il s'y joint un peu de toux.

448. Ceux qui ressentent de la douleur au foie et au cardia, qui sont pris de carus, de frissons, de perturbations du ventre, qui sont maigres, qui ont du dégoût et qui suent beaucoup, rendent du pus par les selles.

449. Chez les individus pris inopinément d'une vive douleur au foie, la fièvre survenant dissipe le mal.

450. Ceux qui crachent un sang écumeux, avec douleur à l'hypocondre droit, crachent des matières qui viennent du foie, et meurent.

451. Quand par suite de la cautérisation du foie il sort un liquide semblable à du marc d'huile, c'est mortel.

CHAPITRE XIX.
DE L'HYDROPISIE.

452. Les hydropisies qui naissent des maladies aiguës, sont très laborieuses et pernicieuses. La plupart tirent leur origine des cavités iliaques, quelques-unes du foie. Quand elles viennent des cavités iliaques, les pieds enflent, il y a des diarrhées très longues, qui n'amollissent pas le ventre et ne font pas cesser les douleurs qui partent des lombes et des cavités iliaques. Quand l'hydropisie tire son origine du foie, il survient bientôt de la toux, les pieds enflent, le ventre laisse échapper des matières dures et encore par l'action des remèdes : il se forme dans les hypocondres, soit à droite soit à gauche, des tumeurs qui s'élèvent et s'affaissent alternativement. (Pronost. 8.)

453. Dans les hydropisies sèches, les urines rendues goutte à goutte, c'est fâcheux : sont également suspectes les urines qui donnent mi petit dépôt.

454. Chez les hydropiques, quand i! survient des attaques d'épilepsie, c'est pernicieux s'i! y a d'autres mauvais signes, et elles relâchent le ventre.

455. Chez les sujets bilieux, des perturbations du ventre avec déjections de matières petites, séminiformes, muqueuses, causant des douleurs au bas ventre, et des urines qui ne coulent pas facilement, tout cela aboutit à une hydropisie.

456. Chez un hydropique qui a de la fièvre, des urines en petite quantité et troubles, c'est pernicieux.

457. Au commencement d'une hydropisie, une diarrhée aqueuse, sans crudité, la dissipe.

458. Quand il y a des signes avant-coureurs d'hydropisie sèche, des tranchées qui attaquent les intestins grêles, c'est mauvais.

459. A ta suite d'hydropisie, les attaques d'épilepsie sont pernicieuses.

460. L'hydropisie récidivant après avoir cédé au traitement, ne laisse plus d'espoir.

461. Chez les hydropiques, quand l'eau qui remplit les vaisseaux sanguins se décharge dans le ventre, c'est la solution de la maladie.

CHAPITRE XX.
DE LA DYSSENTERIE.

462. La dyssenterie intempestifement arrêtée, produit des dépôts dans la poitrine, ou dans les viscères [abdominaux], ou aux articulations; la dyssenterie bilieuse les produit aux articulations; la sanguine, dans la poitrine, ou dans les viscères [abdominaux].

463. Chez Ies dyssentériques, un vomissement bilieux au début, c'est mauvais.

464. Lorsque dans une dyssenterie aiguë, le liquide [rendu par les selles] dégénère en pus, ce qui surnage [les selles] sera très blanc et très abondant.

465. Les excréments dysentériques rougeâtres, bourbeux, abondants, délavés avec des matières enflammées et d'une couleur rouge, très foncée, font craindre la manie.

466. La dysenterie, chez ceux qui ont la rate grosse et dure, c'est utile, si elle ne dure pas longtemps, mais si elle se prolonge, c'est funeste, car lorsqu'elle cesse, s'il survient une hydropisie ou de la lienierie, le cas est mortel.

CHAPITRE XXI.
DE LA LIENTERIE.

467. Dans la lientérie avec ulcères malins, quand les douleurs sont dissipées par des tranchées, il s'élève des tumeurs aux articulations ; à la suite il se forme de petites écailles très rouges avec phlyctènes. Quand les malades ont eu des sueurs, ils sont marqués de vergetures comme par des coups de fouet.

468. Ceux qui dans une lientérie de long cours avec ulcères malins, oui des tranchées, des douleurs [d'intestins], enflent lorsque ces symptômes se dissipent. Avoir du frisson en pareil cas, c'est mauvais.

469. La lientérie avec dyspnée et douleur mordicante au côté, aboutit à la phtisie.

470. Le vomissement et la surdité dans l'iléus, c'est mauvais.

CHAPITRE XXII.
DES MALADIES DE LA VESSIE.

471. La tension inflammatoire et les douleurs à la vessie, c'est absolument mauvais ; c'est très mauvais quand il existe une fièvre continue : en effet, les douleurs de la vessie suffisent à dira seules pour tuer le malade : pendant toute leur durée le ventre ne laisse rien échapper. Un flux d'urines purulentes déposant un sédiment blanc et uni fait cesser ces douleurs. Si toutefois elles ne cessaient pas, si la vessie ne reprend pas sa souplesse, il est à craindre que le malade ne périsse dans les premières périodes. C'est ce qui arrive surtout depuis sept jusqu'à quinze ans. (Pronost. 19, in medio.)

472. Ceux qui ont une pierre dans la vessie, lorsqu'ils se placent de manière à ce qu'elle n'obstrue pas le canal de l'urètre, urinent facilement.

473. Ceux qui ont près de la vessie un abcès qui met obstacle à l'émission de l'urine, éprouvent une son sensation pénible, quelque position qu'ils prennent : l'éruption du pus fait cesser cet état.

474. Ceux qui ne s'aperçoivent pas quand l'urine traverse le canal de l'urètre, sont paralysés et sont dans un cas désespéré.

475. L'iléus survenant à la suite de la strangurie, tue en sept jours, à moins qu'un accès de fièvre n'amène des urines abondantes.

CHAPITRE XXIII.
DE L'APOPLEXIE, DE LA PARALYSIE, DE LA PARAPLÉGIE, DE LA MANIE, DE LA MELANCOLIE.

476. Ce narcotisme (la torpeur) et l'insensibilité inaccoutumée sont un présage l'apoplexie imminente.

477. Ceux qui à la suite d'une blessure éprouvent une impuissance de tout le corps, recouvrent la santé s'il survient une fièvre sans frisson : s'il n'en survient pas, ils deviennent apoplectiques (paralysés) du côté droit ou gauche.

478. Chez les apoplectiques, des hémorroïdes survenant, c'est utile; des refroidissements et de la torpeur, c'est funeste.

479. Chez les apoplectiques, s'il survient de la sueur par suite d'une grande difficulté de respirer, c'est mortel; mais en pareil cas le retour de la fièvre résout le mal.

480. Les apoplexies soudaines, quand elles sont accompagnées d'une fièvre faible et lente, sont pernicieuses. (Prorrh. 82.)

481. Chez ceux qui, par suite d'une maladie, tombent dans l'hydropisie, le ventre desséché rend des excréments semblables à des crottes de chèvre, avec une colliquation muqueuse et des urines peu louables. Il leur survient de la tension vers les hypocondres, de la douleur et de la tuméfaction au ventre, des douleurs aux flancs et aux muscles de l'épine. Ces symptômes sont accompagnés de fièvre, de soif, de toux sèche, de difficulté de respirer au moindre mouvement, de pesanteur aux jambes, d'aversion pour les aliments; et quand les malades eu prennent, la moindre quantité suffit pour les rassasier.

482. La diarrhée soulage les leuco-phlegmatiqnes. Mais le découragement avec taciturnité et la misanthropie, les consument insensiblement.

483. Ceux qui par suite de frayeur sont pris d'un délire violent avec refroidissement, un accès de fièvre avec des sueurs et un sommeil tranquille les délivrent.

484. Le dépôt de la manie est un enrouement avec de la toux.

485. Un spasme survenant chez ceux qui sont affectés de manie, obscurcit la vue.

486. Les extases silencieuses avec agitation, égarement des yeux et respiration anhélante, sont pernicieuses; elles causent des paraplégies qui se prolongent : bien plus, les malades tombent dans la manie. Ceux qui ont de telles exacerbations avec des perturbations du ventre, rendent des selles noires vers la crise.

CHAPITRE XXIV
DU FROID DES LOMBES, DES PUSTULES, DE LA SAIGNÉE.

487. Chez les sujets bien portants qui pour la moindre cause sont pris en hiver de froid et de pesanteur aux lombes, et dont le ventre

se resserre tandis que l'estomac fait bien ses fonctions, on doit s'attendre à une sciatique, ou à des douleurs néphrétiques, ou à une strangurie.

488. Quand les parties inférieures sont en mauvais état après avoir été le siège d'une forte démangeaison, l'urine devient sablonneuse et se supprime. Quand le cas est pernicieux, l'intelligence est comme engourdie.

489. Ceux qui ont sur les articulations des pustules très rouges à leur superficie, et qui sont pris de frissons, présentent par la suite des taches rouges au ventre et aux aines, telles qu'il en survient par suite de contusions douloureuses et ils meurent.

490. Dans le cas d'ictère avec une sorte d'insensibilité, ceux qui soin pris de hoquet, ont le ventre relâché, d'autres fois resserré et ils deviennent verdâtres. (Prorrh. 154.)

491. Dans les fièvres avec des douleurs do côté faibles et sans signe extérieur, la saignée est nuisible, que le malade ait du dégoût, ou qu'il ait l'hypocondre météorisé. Dans le refroidissement, quand les sujets ne sont pas sans fièvre, et qu'ils sont dans un état soporeux, les évacuations sanguines sont également nuisibles ; car les malades, au moment où ils paraissent se trouver mieux, meurent.

CHAPITRE XXV.
SIGNES TIRÉS DE DIVERSES PARTIES DU CORPS.

492. Avoir la tète et les pieds froids, tandis que la poitrine et le ventre sont chauds, c'est mauvais. — Mais il est très avantageux que le corps ait une chaleur et une souplesse uniformes. (Pronost. 9, initio.)

493. Il faut qu'un malade se retourne facilement et se sente léger quand il veut se soulever; mais s'il éprouve delà pesante ni- dans tout le tronc, aux pieds et aux mains, c'est funeste. Si outre ce sentiment de pesanteur les doigts et les ongles deviennent livides, la mort est proche : complètement noirs ils sont moins formidables que livides. Mais il faut aussi considérer les autres signes ; en effet, si le patient supporte facilement son mal, et s'il se montre quelque signe favorable, la maladie tend à un dépôt, et les parties noires se

détachent. (Pronost. 9, in medio.)

494. La rétraction des testicules et des parties externes de la génération présage quelque chose de funeste. (Pronost. 9, in fine.)

495. Il est très bon que les vents s'échappent sans explosion bruyante; cependant il vaut mieux qu' ils s'échappent avec bruit que d'être retenus. Quand ils sortent de cette manière, cela indique un état funeste et du délire, à moins que !e malade ne les lâche ainsi volontairement. (Pronost. 11, in fine.)

496. Un ulcère livide et sec, ou verdâtre, c'est mortel. (Pronost,. 3, in fine.)

497. La meilleure position dans le lit [pour mi malade] est celle qui est habituelle en bonne santé. Être couché sur le dos, les jambes étendues, ce n'est pas convenable : si le malade coule au pied du lit, c'est encore pis. C'est un signe mortel d'avoir la bouche entr'ouverte, de dormir toujours, d'être couché sur le dos, et d'avoir les jambes extrêmement fléchies et écartées. Être couché sur le ventre, quand on n'en a pas l'habitude, annonce du délire et des souffrances abdominales. Avoir les mains et les pieds découverts, quand on n'a pas très chaud, et mettre ses jambes dans une position irrégulière, c'est mauvais, car cela indique une grande anxiété. Vouloir se tenir assis sur son lit, c'est mauvais dans les maladies aiguës ; mais c'est très mauvais dans les péripneumonies. (Pronost. 3, in med.). Ce malade doit dormir la nuit et veiller le jour : le contraire est funeste; le danger n'est pas si grand quand le sommeil ne se prolonge pas au delà de la troisième heure du jour, passé ce terme, le sommeil est funeste. C'est très mauvais de ne dormir ni jour ni nuit; car cette insomnie est l'effet de la douleur et d'un travail morbide, ou c'est un présage de délire imminent. (Pronost. 10, in fine.).

CHAPITRE XXVI.
DES PLAIES, DES BLESSURES ET DES FISTULES.

498. Chez ceux dont la tempe est divisée, il survient un spasme aux parties opposées à celle qui a été divisée. (Prorrh. 121.)

499. Ceux dont l'encéphale a éprouvé une commotion, ou est douloureux par suite d'une blessure, ou de toute autre cause violente,

deviennent aussitôt aphones, ne voient plus, n'entendent plus, et meurent le plus souvent.

500. Quand l'encéphale a été blessé, le plus souvent il survient de la fièvre, des vomissements bilieux, une apoplexie de tout le corps, et les malades sont perdus.

501. Quand les os de la tête sont fracturés, il est très difficile de reconnaître les fractures qui existent au niveau des sutures. Les os sont surtout fracturés par des projectiles pesants et arrondis et par des cimes directs et non de plain-pied. Quant aux fractures douteuses, il faut s'assurer si elles existent ou non. Pour cela on donne à broyer des deux côtés de la mâchoire, soit de l'asphodèle, soit de la férule, en recommandant au malade de bien observer s'il sent quelque crépitation aux os; car les os fracturés font entendre un pareil bruit. Mais quand il s'est écoulé quelque temps, les fractures se décèlent les unes le septième, les autres le quatorzième jour, ou même à un autre terme. En effet, la chair se sépare de l'os, lequel devient livide ; des douleurs se font sentir par suite de l'accumulation des matières ichoreuses : quand le mal en est là, il est très difficile d'y porter remède.

502. Quand l'épiploon fait hernie, il se putréfie nécessairement.

503. Si l'intestin grêle est divisé, il ne se réunit plus.

504. Un nerf, ou la partie mince de la joue, ou le prépuce divisés ne se réunissent plus.

505. Tout os, ou cartilage du corps que l'on réséque, ne s'accroît plus.

506. Un spasme survenant à la suite d'une blessure, c'est mauvais.

507. Un vomissement bilieux à la suite d'une blessure, c'est mauvais, surtout à la suite d'une blessure à la tête.

508. Toutes les fois que les gros nerfs (tendons?) sont blessés, les sujets deviennent le plus souvent boiteux, surtout si les blessures sont obliques, [Il en est de même quand] les têtes des muscles, surtout de ceux des cuisses [sont divisées].

509. On meurt surtout des blessures, si elles ont porté sur l'encéphale, ou sur la moelle rachidienne, ou sur le foie, ou sur le diaphragme, ou sur le cœur, ou sur la vessie, ou sur un des gros vaisseaux. On meurt encore si de grandes plaies ont été violem-

ment faites à la trachée, au poumon, de sorte que le poumon étant blessé, il sorte moins d'air par la bouche en respirant, qu'il n'en sort par l'ouverture de la plaie. Ils meurent aussi, ceux qui sont blessés aux intestins ; que ce soit une portion des intestins grêles, ou des gros intestins [qui soit atteinte], si la plaie est transversale et grande; mais si la plaie est petite et longitudinale, quelques-uns en reviennent, fis sont moins exposés à mourir, ceux qui sont blessés dans les régions où ces parties ne se rencontrent pas, ou dans celles qui on sont très éloignées.

510. La vue s'obscurcit dans les cas de blessures qui portent sur les sourcils, ou un peu au-dessus. Plus la plaie est récente, moins la vue est affaiblie : mais quand la cicatrisation est longtemps à se faire, il arrive que la vue s'obscurcit davantage.

511. Les fistules difficiles à guérir sont celles qui se forment dans les parties cartilagineuses et non charnues ; elles ont beaucoup de profondeur et de sinuosités ; elles rendent sans cesse une matière ichorcuse, et présentent des carnosités à leur orifice. Les plus faciles à guérir sont celles qui s'établissent dans les parties molles, charnues et non nerveuses.

CHAPITRE XXVII.
DES MALADIES PROPRES AUX DIFFÉRENTS ÂGES.

512. Les maladies qui ne se déclarent pas avant la puberté sont; la péripneumonie, la pleurésie, la podagre (goutte), la néphrite, les varices des jambes, le flux de sang, le carcinome (cancer) non constitutionnel, les exanthèmes farineux non congénitals, les fluxions sur la moelle, les hémorroïdes, le chordapsus non constitutionnel. On ne doit craindre aucune de ces maladies avant la puberté. Mais depuis l'âge de quatorze ans jusqu'à quarante-deux, la nature engendre toutes sortes de maladies dans le corps. Ensuite, depuis ce dernier âge jusqu'à soixante-trois ans, on n'a pas d'écrouelles : il ne se forme pas de pierre dans la vessie s'il n'en existait pas; il n'y a pas de fluxion sur la moelle, ni de néphrite si elles ne procèdent pas d'un âge antérieur, ni d'hémorroïdes, ni de flux de sang s'ils n'existaient pas auparavant. On est exempt de ces maladies jusqu'à la dernière vieillesse.

CHAPITRE XXVIII.
DES MALADIES DES FEMMES.

513. Chez les femmes, quand les eaux s'écoulent avant l'accouchement, c'est mauvais.

514. Des aphtes à la bouche chez les femmes prêtes d'accoucher, ce n'est pas avantageux ; le ventre deviendra-t-il humide ?

515. Quand les douleurs se portent des cavités iliaques sur les intestins grêles, dans les maladies de long cours suite d'avortement et de purgations [puerpérales] insuffisantes, c'est pernicieux.

516. Les écoulements [les lochies] arrivant d'abord en abondance et avec impétuosité à la su de d'accouchement ou d'avortement, et se supprimant ensuite, c'est fâcheux. Chez les femmes qui sont dans ce cas, le frisson est très nuisible, de même que les perturbations du ventre: surtout si l'hypocondre est douloureux.

517. Chez les femmes prêtes d'accoucher. les douleurs de tête avec carus accompagnées de pesanteur et de spasmes, sont en général suspectes. (Prorrh. 103.)

518. Les femmes qui, par suite [de dérangements] dans leurs purgations, sont prises de douleurs intenses aux parties supérieures et aux intestins grêles, de relâchement du ventre, d'un peu d'anxiété, tombent dans le cataphora vers la crise, sont abattues comme à la suite d'une déplétion des vaisseaux, et sont prises de sueurs et de refroidissements. Chez la plupart il survient, après une rémission, des récidives qui les tuent promptement.

519. La respiration suspirieuse, avec une colliquation que rien ne justifie, chez les femmes prêtes d'accoucher, les fait avorter.

520. Chez les femmes, de la douleur au ventre après l'accouchement, amène un écoulement purulent.

521. Chez les femmes qui sont dans un état de torpeur, qui sont brisées avec faiblesse surtout dans les mouvements, qui sont tourmentées vers la crise, qui ont de l'anxiété, et qui suent abondamment, un relâchement du ventre, c'est mauvais.

522. Il est avantageux que les purgatîons sexuelles ne s'arrêtent pas; car il en résulterait, je pense, des attaques d'épilepsie, et chez quelques femmes, des cours de ventre qui se prolongent, chez

quelques autres, des hémorroïdes.

523. Chez, les femmes prêtes d'accoucher, une douleur de l'hypocondre est mauvaise : chez elles le relâchement du ventre est également, mauvais ; chez elles le frisson est encore mauvais, chez ces femmes, la douleur du ventre est moins mauvaise, si elles rendent des selles limoneuses. Celles qui dans ces circonstances accouchent facilement, se trouvent très mal après l'accouchement.

524. Chez les femmes enceintes qui ont une prédisposition à la phtisie, si le visage devient, rouge, un flux de sang par le nez les délivre de ces rougeurs.

525. Les femmes chez lesquelles les évacuations blanches qui suivent l'accouchement se supprimant avec lièvre, il survient de la surdité et une douleur aiguë au coté, tombent dans un transport pernicieux. (Prorrh. 80.)

526. Chez les femmes prêtes d'accoucher, des humeurs acrimonieuses présagent pour les suites de l'accouchement, des souffrances causées par des matières blanches irritantes. De telles purgations durcissent la matrice: dans ce cas le hoquet est suspect .

527. La tension aux pieds et aux lombes, par suite [de la rétention] des purgations sexuelles, est un signe de suppuration interne. Il en est. de même des selles visqueuses, fétides, douloureuses ; la suffocation se surajoutant à ces symptômes est également un signe de suppuration.

528. Les duretés douloureuses de l'utérus, que l'on sent dans le ventre, sont promptement mortelles.

529. Chez les femmes prêtes d'accoucher, des écoulements douloureux accompagnés d'aphtes sur les [parties génitales], c'est funeste; chez elles, un flux de sang, c'est très mauvais.

530. Les femmes chez lesquelles, le ventre étant météorisé, il survient de la rougeur aux parties génitales, en même temps qu'il se fait par ces organes un flux précipité de matières blanches, meurent au milieu d'une fièvre de long cours.

531. Les menstrues apparaissant au début d'un spasme, quand il ne survient point de fièvre, le font cesser.

532. Des urines ténues, présentant de petits nuages suspendus dans leur milieu, présagent du frisson.

533. Si un flux de sang arrive le quatrième jour [d'une maladie], il présage de la chronicité ; le ventre se relâche et les jambes enflent.

534. Chez les femmes prêtes d'accoucher, des douleurs de tête avec, car «s et pesanteur, sont suspectes : peut-être même sont elles exposées à tomber dans un certain état spasmodique. (Prohhr. 103.)

535. Les femmes prises de douleurs cholériformes avant l'accouchement, sont, il est vrai, facilement délivrées : mais si elles ont la fièvre, c'est un signe de mauvais caractère, surtout si elles ont le pharynx malade, on si quelque signe de mauvaise nature se mêle à la fièvre.

536. Les eaux faisant éruption avant l'accouchement, c'est suspect.

537. Chez les femmes prêtes d'accoucher, un flux d'humeurs acrimonieuses au pharynx, c'est funeste.

538. Être pris de frisson avant l'accouchement, et accoucher sans douleur, c'est dangereux.

539. Chez les femmes prèles d'accoucher, des flux accompagnés d'aphtes, c'est funeste; quand elles ont eu des spasmes, de la prostration et après cela du refroidissement, elles sont rapidement prises de la chaleur fébrile; chez les femmes près d'accoucher il survient ainsi, à la vulve des tumeurs semblables à celles qui se forment au scrotum dans le cas d'orthopnée. Ces tumeurs indiquent-elles que la femme accouchera de deux enfants? Ces tumeurs ne produisent-elles pas un état spasmodique?

540. La respiration suspirieuse dans les fièvres, expose [les femmes grosses] à l'avortement.

541. Chez les femmes prises [dans les fièvres] de lassitude pénible, de frissonnements, de pesanteurs de tête, les menstrues font éruption.

542. Les femmes qui sont engourdies au toucher, dont la peau est aride et qui ne sont pas altérées, qui ont des purgations sexuelles abondantes, sont attaquées de suppurations internes.

543. Quand des matières blanches s'échappent subitement après un avortement, s'il y a quelque déchirure, et un transport à la cuisse, le tremblement est fâcheux.

544. Les aphtes à la bouche relâchent le ventre chez les femmes

prêtes d'accoucher.

545. Les femmes qui pendant leur grossesse ont eu quelque maladie, sont prises de frisson avant l'accouchement.

546. La prostration avec torpeur est fâcheuse quand elle arrive a la suite de l'accouchement; elle amène du délire; cependant elle n'est pas pernicieuse, elle présage des lochies abondantes.

547. Les femmes en travail qui ont ou de la cardialgie sont promptement délivrées.

548. [Dans les fièvres] les frissonnements, les lassitudes pénibles, les pesanteurs de tête, les douleurs de cou, font apparaître les menstrues. Si cela arrive vers la crise avec une petite toux, il survient du frisson.

549. Chez les jeunes filles qui ont des accidents orthopnéiques, il se forme du pus dans les seins lorsqu'elles sont grosses. Si les menstrues paraissent au commencement [de la grossesse], c'est mauvais.

550. La manie résout les fièvres aiguës avec trouble de l'esprit et cardialgie non bilieuse.

551. Un vomissement de sang rend les femmes stériles aptes à concevoir.

552. Les menstrues abondantes dissipent les nuages de la vue.

553. Chez les femmes qui sont prises de douleurs aux seins à la suite d'une fièvre, un crachement de sang non caillebotté dissipe les souffrances.

554. Dans les affections hystériques, sans fièvre, les spasmes cèdent aisément, comme il arriva chez Dorcas. (Prorrh. 119.)

555. Chez les femmes qui, à la suite de frissons, ont de la fièvre avec lassitude, les règles sont au moment de paraître; dans ce cas, une douleur au cou est un signe d'hémorragie nasale. (Prorrh. 142.)

CHAPITRE XXIX.
DES VOMISSEMENTS.

556. Le vomissement le moins désavantageux est un mélange [exact] de phlegme et de bile, pourvu qu'il ne soit pas trop abondant. Les vomissements les moins mélangés sont les plus mauvais.

(Prorrh. 62.) Un vomissement porracé, un noir, un livide, c'est funeste. Si le même sujet vomit des matières de toutes les couleurs, le cas est funeste (Prorrh. 60), mais le vomissement livide et de mauvaise odeur présage une prompte mort. Le vomissement rouge est mortel, surtout, s'il se fait avec des efforts douloureux. (Pronost. 13.)

557. Ceux qui éprouvent des nausées sans vomir, et qui ont des paroxysmes sont en mauvais état (Prorrh. 70). Il en est de même de ceux qui éprouvent de violentes secousses sans vomir.

558. De petits vomissements bilieux [c'est mauvais], surtout s'il s'y joint de l'insomnie. (Prorrh. 79.)

559. A la suite d'un vomissement noir, la surdité ne nuit pas.

560. Des vomissements peu abondants, fréquents, bilieux, sans mélange et qui se succèdent promptement, c'est mauvais, surtout avec des selles putrides abondantes et une douleur intense aux lombes.

561. A la suite d'un vomissement, de l'anxiété, la voix retentissante, les yeux comme pulvérulents, sont des signes de manie. Les malades dont la manie a été violente meurent aphones. {Prorrh. 17.)

562. Il est mauvais que celui qui éprouve de la soif pendant un vomissement;, cesse d'être altéré.

563 C'est surtout dans les cas d'insomnie avec anxiété que se forment les parotides. (Prorrh. 157.)

564. Chez, ceux qui ont des nausées, la suppression des selles avec perturbations du ventre, dorme promptement lieu à des exanthèmes analogues aux piqûres de moucherons, et le dépôt se fait par un larmoiement des yeux.

565. Pendant un vomissement sans mélange, le hoquet, c'est mauvais ; un spasme c'est également mauvais. Il en est de même dans le cas de superpurgation sous l'influence des médicaments purgatifs.

566. Ceux qui dont près de vomir salivent auparavant.

567. Un spasme, après l'ellébore, c'est pernicieux.

568. Dans toute purgation surabondante, le refroidissement avec sueur, c'est pernicieux; ceux qui, eu pareil cas, vomissent et sont altérés, sont dans un mauvais étal; mais ceux qui ont des nausées

et des douleurs aux lombes, ont le ventre relâche.

569. Sous l'influence de l'ellébore, une purgation composée de matières très rouges, noires, est funeste ; la prostration après de pareilles évacuations, c'est mauvais.

570. Sous l'influence de l'ellébore, vomir des matières rouges, spumeuses, en petite quantité, soulage ; toutefois l'ellébore produit des duretés, et doit être proscrit dans les vastes suppurations internes. Les malades qui vomissent de pareilles matières sont surtout ceux qui ont des douleurs à la poitrine, qui ont do petites sueurs au milieu de frissons, et dont les testicules enflent; quand ce vomissement a lieu, les malades ont un retour de frisson et leurs testicules désenflent.

571. Les fréquents retours de vomissements avec le même état de choses, amènent des vomissements noirs vers la crise; les malades sont même pris de tremblements.

CHAPITRE XXX.
SIGNES TIRÉS DES SUEURS. — DES URINES.

572. La sueur la meilleure est celle qui dissipe la lièvre dans un jour critique; elle est avantageuse aussi, celle qui soulage: la sueur froide, bornée à la tête et au cou, est suspecte; car elle présage chronicité et danger. (Pron. 6, in medio)

573. La sueur froide dans nue lièvre aiguë est mortelle, et dans une fièvre plus bénigne, elle présage la chronicité. {Pronost .6, in medio.)

574. De la sueur apparaissant en même temps que la fièvre dans une maladie aiguë, c'est suspect, (Prorrh. 58.)

575. L'urine qui, dans une fièvre, dépose un sédiment blanc et homogène, présage une prompte délivrance ; [elle présage] aussi une prompte délivrance, celle qui de trouble qu'elle était, devient aqueuse et présente une matière grasse [à sa surface] ; l'urine rougeâtre , et qui a un sédiment également rougeâtre et homogène, si elle paraît telle avant le septième jour, délivre le septième jour; mais si elle ne prend ce caractère qu'après le septième jour, elle présage plus de durée ou une vraie chronicité [dans la maladie].

L'urine qui, le quatrième jour, prend un nuage rougeâtre, délivre le septième, si les autres signes sont convenables ; mais l'urine ténue, bilieuse, présentant à peine un sédiment visqueux, et celle qui change [souvent] en mieux et en pis, présagent de la chronicité; si cet état se prolonge, ou s'il se passe du temps avant que la crise arrive, le cas n'est pas sans danger. (Pronost. 12, initio.)

576. Des urines constamment aqueuses et blanches, dans les maladies chroniques, deviennent difficilement critiques et ne sont pas rassurantes.

577. Des nuages blancs dans les mines, s'ils gagnent le fond, sont avantageux ; des nuages rouges ou noirs, on livides, sont fâcheux. (Pronost. 12, in medio .)

578. Sont dangereuses dans les maladies aiguës, les urines bilieuses qui ne sont pas un peu rouges, celles qui déposent un sédiment blanc semblable à de la grosse farine (Pronost. 12, in medio), celles dont la couleur et le sédiment varient, surtout dans le cas de fluxions qui partent de la tête. Sont encore dangereuses les urines qui, de noires qu'elles étaient, deviennent ténues et bilieuses; celles dont le sédiment est dispersé; celles qui, contenant des matières floconneuses, déposent un sédiment un peu livide et bourbeux. Par suite les malades n'ont-ils pas l'hypocondre douloureux, le droit je pense? ou même ne deviennent-ils point verdâtres, et ne se développe-t-il pas chez eux des parotides douloureuses ? En pareil cas, si le ventre se lâche promptement et abondamment, c'est pernicieux.(Prorrh. 156.)

579. Les urines qui arrivent à coction subitement, sans motif rationnel, et pour peu de temps, sont suspectes; en général, tout ce qui, dans les maladies aiguës, arrive à coction sans motif rationnel, est suspect ; sont également suspectes les urines très rouges qui présentent une efflorescence énigineuse. (Prorrh. 59.) - L'urine rendue blanche (incolore) et diaphane est funeste, surtout chez les phrénétiques. Elle est encore funeste, celle qui est rendue aussitôt après qu'on a bu, surtout chez les pleurétiques et les péripneumoniques: elle est également funeste, l'urine oléagineuse rendue avant un frisson ; elle l'est aussi, celle qui, dans les maladies aiguës, est rendue avec, une couleur verdâtre, et qui ne conserve pas cette couleur.

580. Sont pernicieuses les urines déposant un sédiment noir et noires elles-mêmes : chez, les enfants, les urines ténues sont plus mauvaises que les urines épaisses. [Sont également pernicieuses] les urines qui tiennent en suspension des matières gruineuses séminiformes, et celles qui sont rendues avec douleur; il est encore pernicieux que l'urine s'échappe sans qu'on s'en aperçoive. Dans les cas de péripneumonie, l'urine cuite au début et s'atténuant au quatrième jour est pernicieuse. (Pronost 12, in medio.)

581. Chez les pleurétiques, des urines pleines de sang et troubles, avec un sédiment très varié, sans mélange, entraînent le plus ordinairement la mort en quatorze jours. Sont encore promptement mortelles chez les phrénétiques les urines poracées donnant un dépôt noir, furfuracé. Dans le causas avec caioché, l'urine très blanche est très mauvaise.

582. L'urine crue .qui persévère longtemps dans cet état quand les autres signes salutaires existent, indique un dépôt et de la souffrance dans les régions sous-diaphragmatiques; mais [ce dépôt se fait] à la hanche s'il y a des douleurs vagues aux lombes, avec ou sans fièvre. L'urine qui, au moment de l'émission, lient, en suspension une matière grasse, déliée, présage une fièvre .[brûlante avec colliquation] ; l'urine sanguinolente, au début d'une maladie, est un signe de chronicité; l'urine trouble, accompagnée de sueurs, présage une récidive ; l'urine blanche comme celle des bêtes de somme, présage de la céphalalgie; l'urine avec pellicule amène un spasme; l'urine qui dépose un sédiment semblable à de la salive ou bourbeux, annonce un frisson ; celle avec suspensions semblables à des toiles d'araignées, est un indice de colliquation. (Pronost. 12, in medio.) Les petits nuages noirs, dans les fièvres erratiques, présagent une fièvre quarte; mais les urines-incolores qui présentent des énéorèmes noirs, avec insomnie et trouble, annoncent le phénétis ; les urines de couleur cendrée, avec dyspnée, présagent une hydropisie. (Prorrh. 4.)

583. L'urine aqueuse ou troublée par des corpuscules hérissés de petites pointes et friables, indique que le ventre se relâchera: l'urine devenue plus épaisse de ténue qu'elle était, indique-t-elle que des sueurs vont paraître ? Celle qui est écumeuse à sa .superficie indique une sueur qui a eu lieu.

584. Dans les fièvres tierces avec horripilation, des suspensions noires semblables à de petits nuages, indiquent un frissonnement irrégulier. Les urines avec pellicule et celles qui déposent quand il y a de l'horripilation, annoncent des spasmes.

585, L'urine qui dépose un sédiment avantageux et qui tout à coup n'en dépose plus, indique un travail interne et un changement; mais celle qui dépose un sédiment qui [tantôt] est trouble [et tantôt] limpide, présage du frisson pour le temps de la crise, peut-être même un changement [de la maladie] en fièvre tierce ou quarte.

586. Chez les pleurétiques, l'urine un peu rouge et qui donne un dépôt uniforme, présage une crise salutaire ; il en est de même de l'urine légèrement verdâtre qui a des efflorescences écumeuses et qui donne un dépôt blanc et épais ; mais l'urine très rouge, efflorescente et donnant un dépôt verdâtre uniforme et pur, présage, une maladie très longue, pleine de perturbations, se changeant ou une autre, mais non funeste. L'urine blanche (incolore), aqueuse, donnant un dépôt farineux, roux, indique un travail interne et du danger ; celle qui est verdâtre, et qui dépose un sédiment farineux, présage chronicité et danger.

587. Dans le cas de parotides, l'urine qui arrive à coction promptement et pour peu de temps est suspecte ; se refroidir en même temps, c'est mauvais. (Prorrh. 153.)

588. La rétention d'urines, surtout avec céphalalgie, a quelque chose de spasmodique; dans ce cas, la résolution des forces avec un état soporeux est fâcheuse, mais non funeste. Les malades n'ont-t-il pas un peu de délire ? (Prorrh. 120.)

589. L'invasion subite d'une douleur néphrétique, avec suppression des urines, présage un flux d'urines chargées de graviers ou épaisses.

590. Chez les vieillards les tremblements [sont habituels] dans les fièvres, et, quand ils surviennent de celte manière, des graviers sortent parfois [avec les urines.

591. La rétention d'urines avec pesanteur au bas-ventre, indique le plus souvent qu'il y aura de la strangurie, sinon une autre maladie qui est habituelle.

592. Dans l'iléus, la rétention d'urines tue rapidement.

593. Dans la fièvre, l'urine présentant des matières épaisses et irrégulièrement suspendues, indique une rechute ou des sueurs.

594. Dans les lièvres de long cours, modérées, sans type régulier, des urines ténues indiquent nue affection de la rate.

595. Dans une fièvre, la variation dans l'étal des urines prolonge la maladie.

596. Rendre son urine sans en avertir, c'est plus pernicieux ; dans ce cas, les malades ne rendent-ils pas des mines semblables à celles dont on aurait agité le sédiment? (Prorrh. 29.)

597. Chez les fébricitants des urines d'abord peu abondantes et troubles, puis un flux copieux d'urines ténues, procure du soulagement. Or, ce. flux arrive surtout chez ceux dont les urines ont présenté un sédiment dès le début [de la maladie], ou peu après.

598. Les malades chez, lesquels les urines déposent promptement, sont bientôt jugés.

599. Chez les épileptiques, les urines extraordinairement ténues et crues, sans qu'il y ait eu de réplétion, présagent un accès, surtout si le malade ressent quelque souffrance à l'acramion ou au cou, ou au dos, ou s'il survient un spasme, ou si tout sou corps est engourdi, ou s'il a eu des songes pleins de troubles.

600. Tout ce qui paraît en petite quantité, flux de sang, urines, matières du vomissement, excréments, c'est absolument mauvais ; c'est très mauvais si ces phénomènes se succèdent à de petits intervalles. (Prorrh. 59.)

CHAPITRE XXXI,
SIGNES TIRES DES SELLES.

601. Les excréments sont très bons s'ils sont mous, liés, un peu fauves, s'ils n'exhalent pas une trop mauvaise odeur, et: s'ils snnl rendus à l'heure accoutumée, en quantité proportionnée à celle des aliments (Prorrh. 11, initio) ; ils doivent s'épaissir aux approches de la crise. II est avantageux qu'il sorte des lombrics quand la maladie tend à la crise. (Pronost. 11, in med.)

602. Dans les maladies aiguës, les excréments spumeux, enveloppés débile, sont mauvais. Sont également mauvais les excréments

très blancs (Prorrh. 53) ; mais ils sont encore plus mauvais s'ils ressemblent à de la farine délayée et à des matières pourries. Le carus en pareil cas, c'est mauvais, aussi bien que des selles teintes de sang, et une vacuité des vaisseaux que rien ne justifie. (Prorrh. 102, initio.)

603. Quand le ventre resserré laisse échapper, par la force des remèdes, des excréments petits, noirs, semblables à des crottes de chèvre, s'il survient une épistaxis abondante, c'est mauvais. (Prorrh. 41.)

604. Des excréments visqueux sans mélange ou blancs, sont suspects. Sont également suspects les excréments très fermentés et un peu plhegmatiques. C'est encore funeste, que des selles venant à la suite de tranchées donnent un dépôt un peu livide, purulent et bilieux. (Prorrh, 11, in medio.)

605. Rendre par les selles, un sang rutilant, c'est mauvais, surtout s'il existe de la douleur.

606. Les excréments spumeux et teints de bile à l'extérieur sont suspects; à la suite on devient ictérique. (Prorrh. 53.)

607. Sur des selles bilieuses, une efflorescence écumeuse, c'est mauvais, surtout chez un individu qui a souffert antécédemment des lombes, ou qui a été pris de délire. (Prorrh .21,22 e 23).

608. Les selles ténues, spumeuses, donnant un dépôt séroso-bilieux, sont funestes; sont également funestes les selles purulentes. Les selles noires et sanguinolentes sont funestes avec fièvre et en tout autre cas. Les excréments de couleurs variées et foncées sont suspects : ils sont d'autant plus mauvais que leur couleur est plus redoutable, à moins qu'il n'en soit ainsi par suite d'une potion purgative; auquel cas il n'y a point de danger, si du reste les évacuations ne sont pas trop abondantes. Des excréments grumeleux et mous sont encore suspects dans une fièvre. Il en est de même s'ils sont secs, friables, décolorés, et surtout si le ventre se relâche. S'il y a eu auparavant des selles noires, ils tuent.

609. Des selles liquides, rendues abondamment à de petits intervalles, c'est mauvais, car d'un côté elles produiront du mal, des insomnies, et de l'autre elles entraînent bientôt la résolution des forces. (Pronost. 11, in med,)

610. Les excréments humides, un peu grumeleux, avec refroidis-

sement général et fièvre, sont suspects. Dans ce cas des frissons resserrent la vessie et le ventre. Mais des selles très aqueuses, et qui restent telles dans le cours des maladies aiguës, c'est mauvais, surtout si le malade n'est pas altéré. (Prorrh. 116.)

611. Des excréments très rouges dans le dévoiement, c'est suspect. Sont également suspects les excréments très follement teints en vert, ou blancs, ou spumeux ou aqueux. Les excréments petits et visqueux, homogènes, verdâtres, sont encore mauvais. Chez ceux qui sont pris de coma, de torpeur, des excréments liquides, c'est très mauvais ; il est mortel de rendre beaucoup de sang caillebotté, comme aussi des excréments blancs et liquides, avec météorisme du ventre.

612. Des selles noires comme du sang, avec lièvre et sans fièvre, c'est funeste ; ton! ce qui est varié est funeste. Tout ce qui est fonce en couleur est funeste.

613. Les selles qui finissent par devenir spumeuses et sans mélange, annoncent chez tous les malades un paroxysme, mais surtout, chez ceux qui sont dans un état spasmodique : à la suite il s'élève des tumeurs vers les oreilles. (Prorrh. 111.) Celles qui d'abord très liquides deviennent ensuite consistantes, sans mélange, stercoreuses, présagent la prolongation de la maladie. Ces selles très rouges pendant, la fièvre, présagent le délire : mais les blanches et stertoreuses sont fâcheuses dans l'ictère [il en est. de même] des excréments liquides qui par le repos prennent une feinte rouge foncé. (Prorrh. 50.)

614. Chez ceux qui ont une hémorragie, des excréments visqueux mélangés de noir, c'est un signe de mauvais caractère, surtout chez les sujets très pâles.

615. Des selles très blanches dans la fièvre, ne présagent pas une bonne crise.

616. Les perturbations du ventre suivies de selles fréquentes mais peu abondantes tirent les joues, mais elles dissipent les érythèmes survenus à la face.

617. Des selles stertoreuses, rendues avec effort, indiquent un mauvais état du ventre; mais devenues subitement phlegmatiques avec douleur mordicante au cardia, elles présagent une dysenterie, peut-être même une douleur des lombes. En pareille circonstance

la tension du ventre, qui expulse par la force des remèdes des selles liquides et se tuméfie bientôt, indique on état spasmodique. Dans ce cas, avoir du frisson, c'est pernicieux. (Prorrh. 90.)

618. Ceux qui ont des selles noires sont pris de sueurs froides.

619. Chez ceux dont le ventre se trouble dès le début [de la maladie], et dont les urines sont peu abondantes, mais qui après quoique temps ont le ventre sec et qui rendent en grande quantité des urines ténues, il survient des dépôts aux articulations.

620. Se lever à de courts intervalles pour aller à la selle, donne de l'horripilation et même une sorte de frisson; quand les excréments sont suspects, il est très fâcheux qu'ils commencent à le devenir au quatrième jour.

621. Se lever à de courts intervalles, pour rendre des selles visqueuses et ne présentant que peu de matières exrémentitielles. ou même temps que l'hypocondre et le côte sont douloureux, .c'est un présage d'ictère. Si les évacuations se .suppriment, les malades deviendront verdâtres; je pense aussi qu'ils auront une hémorragie.. Des douleurs aux lombes, chez, les sujets pris de celte hémorragie, font rendre un sang rutilant. [Dans ce. cas], devenir brûlant avec carus, et céphalalgie, c'est pernicieux. (Prorrh. 146.)

622. Les selles visqueuses, bilieuses, produisent plus qu'autre chose des dépôts autour des oreilles.

623. Toutes les fois que concurremment avec des selles liquides, il s'élève des tumeurs douloureuses, c'est mauvais; mais si le ventre se resserre sans que rien de nouveau se soit manifesté, il sera lâche bientôt et c'est un signe rie plus mauvais caractère. En pareil cas des vomissements sont funestes et présentent un caractère de malignité.

624. Chez ceux dont le visage est enflamme et rouge et qui rendent des selles fétides abondantes et très rouges, il faut s'attendre à un violent délire,

625. La teinte sale de la peau indique un état de souffrance du ventre. C'est surtout en pareil cas qu'on rend des espèces de lambeaux charnus, purulents et rouges.

626. Des ardeurs survenant à la suite d'une évacuation de matières bilieuses, molles, stercoreuses, font naître des parotides.

(Prorrh. 166.)

627. La surdité fait cesser les selles bilieuses, et les selles bilieuses font cesser la surdité.

628. Les herpès qui, siégeant au-dessus de l'aine se répandent sur les flancs et sur le pénis, indiquent un mauvais état du ventre.

629. La résolution des forces qui dissipe la douleur, humecte beaucoup le ventre.

630. Les suppurations douloureuses au .siège troublent le ventre.

631. Sont mortels les excréments gras, tes noirs, les liquides avec mauvaise odeur, les bilieux qui contiennent quelque chose d'analogue à une purée de lentilles, ou de pois, qui présentent quelque chose de semblable à des caillots de sang rutilant, qui ont une odeur analogue aux selles des nouveau-nés; il eu est de même des excréments variés, et de ceux qui persistent longtemps dans le même état. Sont variés les excréments composés de matières sanguinolentes, de matières semblables à des raclures noires porracées, qui sortent ensemble ou successivement. Elles présagent également la mort, toutes les évacuations qui se font sans que le malade le sente. (Pronost. 11. in medio. Prorrh. 78.)

632. Chez un malade dont la déglutition est difficile, dont la respiration est brisée par la toux, des éructations entrecoupées et même retenues à l'intérieur, indiquent un état de souffrance du ventre ; des selles très rouges, érugineuses le quatrième jour, c'est également funeste, et ces selles sanguinolentes font tomber dans le coma. A la suite, les sujets meurent dans les spasmes, après avoir rendu des selles noires.

633. Répétition littérale du n° 618.

634. Un relâchement du ventre subit et sans motif appréciable, chez les sujets attaqués de consomptions chroniques avec aphonie et tremblement, c'est pernicieux.

635. Les déjections alvines, ténues, noires, et accompagnées de frissons, sont plus avantageuses que les précédentes; elles apportent surtout du soulagement [quand le malade est] dans la période de la vie qui précède la fleur de l'âge.

636. Chez tous les malades, les prurits présagent des selles noires et un vomissement de matières grimeuses. Les tremblements

avec sensation mordicante et douleur de tête, présagent des selles noires. Mais elles sont précédées de vomissements, et c'est après ces vomissements que ces matières noires sont attirées vers le bas.

637. Les malades qui ont un paroxysme après des perturbations du ventre, aux approches de la crise, rendent des selles noires.

638. Après un cours de ventre chez des individus qui vomissent, qui sont bilieux, qui ont du dégoût, une sueur abondante avec défaillance lue le malade.

639. Sous l'influence d'une potion purgative, rendre à plusieurs reprises dans une perirrhée un sang ténu et appauvri, c'est suspect.

640. Les duretés douloureuses au ventre, dans les lièvres avec frissonnements et dégoût, si le ventre s'humecte un peu pour .me purgation, n'arrivent pas à suppuration.

641. Dans le cours d'une fièvre le trouble du ventre avec des selles salsugineuses (acres) ne sont pas ordinaires dans l'état comateux et dans la torpeur.

642. A la suite d'une diarrhée liquide, quand les malades en proie à une lassitude pénible, à de la céphalalgie, à de l'altération, à de l'insomnie, sont délivrés de ces accidents par l'apparition d'un exanthème très rouge, on doit craindre la marne, s'ils ont de la difficulté à respirer, quand ils deviennent verdâtres, ils respirent facilement et sont hors de danger, si le ventre se lâche. (Prorrh. 38.)

643. Les selles brûlantes rendues avec effort, indiquent que le ventre est. en mauvais état.

644. Chez les personnes bilieuses, des perturbations du ventre amenant de petites évacuations fréquentes, rendues avec effort, composées de petites mucosités, produisent de la douleur au petit intestin, et de la difficulté dans l'émission des urines : par suite ces malades tombent dans l'hydropisie.

645. Le tremblement de la langue est, chez quelques malades, le présage d'un relâchement copieux du ventre.

646. Chez les individus en proie à une chaleur brûlante, et qui suent en même temps qu'ils ont des déjections alvines, la fièvre redouble. (Prorrh. 93.)

647. A la suite d'un relâchement du ventre, du refroidissement avec sueur, c'est suspect.

648. A la suite d'un relâchement du ventre, du sang s'échappant des gencives, c'est mortel.

649. L'apparition de selles pures dissipe une fièvre aiguë avec sueur.

ISBN : 978-1718607644